腰ひざ股関節シンドローム

100歳まで
シャキッと歩くために
知るべきこと

腰・膝・股関節センター長
整形外科専門医
三輪道生
MICHIO MIWA

幻冬舎
MC

推薦の言葉

慶應義塾大学整形外科学教授　松本守雄

せぼね・関節手術の名手である三輪道生先生が手術のすべてを語る渾身の書が誕生しました。

著者の三輪先生は1996年に慶應義塾大学整形外科に入局しました。ちょうどその頃、私もスタッフとして大学に勤務しており、短い間でしたが三輪先生といっしょに仕事をいたしました。三輪先生は目を輝かせながらテキパキとエネルギッシュに仕事をこなし、大変優秀な若手医師であると感じていました。

その後、三輪先生は本書の後段にも登場する複数の先生の指導を受け、ご自身でも努力を重ね、年間1000件の手術を20年も続けるという超人的な整形外科医となり、腰、ひざ、股関節の痛みに苦しむ多くの患者さんを救っておられます。

さて、日本は人口の30％近い方が65歳以上という世界一の超高齢国です。人生１００年時代が現実になろうとしている中、ご高齢の方が元気で自立していることはご本人やご家族にとっても大変重要なことですし、社会を維持する上でも不可欠です。

体を支え、動かす骨、軟骨、筋肉などの運動器の障害により移動機能の低下をきたした状態をロコモティブシンドローム（ロコモ）と言いますが、ロコモは要介護・要支援の原因の約４分の1を占めるとされています。非常に多くの方がロコモのために自ら歩く、立つなど生活を営む上で最低限必要なことが困難な状態になっているのです。

ロコモの原因疾患の中でも、重症化する頻度が高い腰、ひざ、股関節の加齢性の病気は、薬や注射、運動療法などで痛みを緩和できればもちろん良いのですが、それでも状態が悪化した場合の治療法は手術しかありません。三輪先生はこの状態を腰ひざ股関節シンドロームと名付け、本書の中でそれぞれの病気の特徴や手術方法を大変詳しく、わかりやすく解説しています。

また医師の選び方については、ただ単に手術の数ではなく、患者の方々の状態に合わせた手術ができること、また手術後もきちんと責任を持ってアフタケアができることを述べています。手術の負の部分である合併症についても正直に丁寧に書かれています。

患者に適した手術法を選択し、優れた技術で執刀し、良好な結果をもたらすことは整形外科医として必要な条件ですが、それだけでは十分ではありません。手術後の患者さんに不具合が生じたときには責任をもって真摯に対応できること、そして他科の医師や看護師、理学療法士などとともに素晴らしいチームを作って患者の治療ができることが真に優れた外科医であると言えます。


本書ではそのような手術に対する三輪先生の信念が、ご自身のお母様も含めた患者の方々の体験談とチームの皆さんに対する先生からの感謝の言葉とともに語られています。今は医療に関する数多《あまた》の本や雑誌がありますが、本書のようなものは希有ではないでしょうか？

2万件の手術をこなしてきた整形外科医の経験と信念に基づいて書かれた本書は、足腰の痛みに悩む患者の皆さんにとって福音の書となるに違いありません。是非、整形外科を訪れる前に、また手術を受ける前にご一読いただきたいと思います。

はじめに

「腰が曲がって真っすぐ立てない」「ひざが痛くて立ち上がれない」「坐骨神経痛で歩けない」――高齢になると多くの人が、腰、ひざ、股関節の故障に悩まされることになります。

腰の故障（腰痛、坐骨神経痛、ギックリ腰）を抱えている日本人は約３０００万人、ひざの老化現象である変形性ひざ関節症の人は約３０００万人、股《こ》関節の故障である変形性股関節症の人も５００万人近くいると言われています（厚生労働省統計より推計）。

こうした腰、ひざ、股関節の故障は、年齢が上がるとともに増加します。痛みや変形で歩けないために、行きたいところがあっても行けないというのは悲しいことです。痛みを伴う人生が幸せであろうはずがありません。せっかく長生きしても、痛かったり、寝たきりでは意味がありません。

晩年、多くの人が苦しむことになり、寝たきりの原因ともなる腰、ひざ、股関節の故障を治すことだけに特化し、専念してきた整形外科医の私は、これを「腰ひざ股関節シンドローム」と呼ぶことにしました。

機械のつなぎ目（ジョイント）がいつかはすり切れて壊れてしまうように、関節も経年劣化により、いつかはすり切れて壊れてしまうのです。これが腰ひざ股関節シンドロームの原因です。

骨と骨が接して動く部分を関節といいますが、人間の体の中には何百もの関節があります。骨には神経が通っており、痛みを感じます。関節だけ骨の表面が軟骨で覆《おお》われており、この軟骨があるからこそ動いても痛みがないのです。この軟骨組織が老朽化《ろうきゅうか》し、すり減ったり、ひび割れたりすることで骨が露出し、関節の痛みが生ずるのです。歩行のために特に重要な関節が、腰、ひざ、股関節です。

露出した骨は、痛み止めを飲んでもサプリメントを飲んでも、注射をしても、筋トレをしても、軟骨が再生することはありません。しかし、手術で露出した骨を覆ってしまえば、痛みをゼロにすることもできるのです。

つまり、腰ひざ股関節シンドロームは手術により治る疾患なのです。

90歳以上の患者さんで、ひざや股関節のひどい関節症だったり、あるいは脊柱管狭窄《せきちゅうかんきょうさく》症《しょう》、坐骨神経痛、腰痛だったりで、痛くて歩けないという方が数多く来院します。ずっと前から痛かったのに、手術を勧められたことは一度もないと言うのです。さすがに90歳以上となると、どんなにひどくても持病もあったりして、体に負担のかかる大きな手術は勧められません。薬で、痛みに耐え続けてもらうしか方法がないのです。

もっと早く来てくれれば治せたのに！と、いつも思っています。

それ以前に、腰ひざ股関節手術は誤った悪い先入観がまかり通り、手術だけはしてはならないといった風潮すら世の中にはあるようです。私は、整形外科医として年間１０００件を超える腰、ひざ、股関節などの手術を長年してきましたが、そんな私の外来でも、手術を頑《かたく》なに受け入れず、強いアレルギー反応を示す患者さんが多いことを日頃痛感しています。

「命にかかわらない病気で体にメスを入れるのは嫌だ」「腰、ひざ、股関節は体操やサプリメントで治せるという本がたくさん出ており、手術以外の方法でなんとかしたい」……

患者さんが手術を避けるのにはさまざまな理由があります。

あるいは、通院しているお医者さんから「手術しても必ずしも治らないよ、年だから手術はしない方がいいね」と言われてしまえばそれまでです。このようにして手術のタイミングを逃してしまうことも多いようです。

実は整形外科医には、手術をする医師と、手術以外の保存療法に力を入れている医師の二通りがあります。また手術をする医師にもそれぞれの専門性があり、何の手術でもできるわけではありません。腰、ひざ、股関節の手術を行う医師は少なく、どこにでもいるわけではありません。

腰、ひざ、股関節の悪い患者さんの中には、こういった腰、ひざ、股関節の手術をしている整形外科医に巡《めぐ》り合うことなく、痛みを抱えながらやっと歩き、腰ひざが曲がって、やがて歩けなくなってしまうという方も少なくはないでしょう。

腰、ひざ、股関節の手術が正しく理解されず、患者さんから避けられていることは、腰、ひざ、股関節の手術をしている整形外科医として残念でなりません。

私は日々、何件もの手術をこなしていますが、その結果目にするのは、初診の際に腰、ひざ、股関節が痛くて歩けず、「もう年だから仕方ない」と表情なく、沈み込んだ顔であきらめていた人たちが、手術によって痛みから解放され、再び歩きだしたときの喜びに満ちたあの笑顔です。

「悪いところを治すことで、心も治す」

治った患者さんのその笑顔を見るのが、私のいちばんのエネルギー源であり、生き甲斐なのです。腰、ひざ、股関節の手術を恐れる必要はありません。

この本を読んだことにより、未知の物事に対する得体の知れない恐怖心が拭い去られ、霧《きり》が突然晴れ、目の前にパーッと進むべき道が現れる。そんな感覚になっていただけると幸いです。

本書では、腰ひざ股関節シンドロームとは何かを説明したうえで、治療法について詳しく解説していきます。さらに、整形外科病院の選び方や受診の仕方、保険が利く手術で十分であること、合併症への対処などについて説明していきます。「歩けるようになった」

「痛みが取れた」という笑顔が一つでも増える手助けになれば幸いです。

本書には、同業の先生方にとって、やや気に障る表現を含む部分があるかもしれません。しかし、私の本意はあくまで整形外科業界の望ましいワークシェアリングにあり、誰かが優れているとか誰かが劣っているとか、そのようなことを言うつもりは毛頭ありません。決して誰かを攻撃したり、おとしめたりすることが目的ではありませんのでご理解願いたく存じます。

衣料品店にしても店によって客層は違いますし、飲食店にしても和洋中と千差万別であるように、医療機関も病状に応じて適切に、「餅は餅屋」に任せるのが望ましい、ということを患者さんたちにお伝えしたいのです。

同じ医療に携わる者として、それぞれ専門や手法が違っても、患者さんの苦痛を緩和《かんわ》し、治してあげたいという気持ちは共通なはずです。一部見解の齟齬《そご》などもあるかもしれませんが、すべては患者さんのためですので真意をお汲《く》み取りいただけると幸いです。

日本人の平均寿命が伸長《しんちょう》している昨今、腰ひざ股関節シンドロームへの対処は喫緊《きっきん》の課題です。経年劣化で故障した腰、ひざ、股関節を手術で治せば、多くの人はつらい症状から解放され、再びシャキッと歩くことができるようになります。

このようなことを知らないまま痛みを抱え、やがては歩けなくなっていく患者さんたちに私の声が届けば本望です。

腰ひざ股関節シンドローム　目次

［第6章］　悲願の「腰・膝・股関節センター」設立

本文イラスト　ｃｈｉｈａｒｕ

※本書で使用している画像は、すべてご本人の承諾を得たうえで掲載しております。

［第1章］

「腰ひざ股関節シンドローム」――これが寝たきりになる原因だった!!

人生100年、決め手は「歩行寿命」!

最後まで歩けてこそ健康長寿

日本人の平均寿命がすでに男女とも80歳を超えていることは、皆さんもご存じのことと思います。それどころか、100歳を超えた方々さえ、全国でおよそ7万人もいらっしゃいます。

この100歳人口は、2019年までなんと49年連続で増えてきているということです。まさにわが国は、「人生100年時代」に突入したのです。

多くの人が100歳まで生きる可能性がある現在、高齢になっても元気で過ごそうと、「健康長寿」が合言葉になっています。

ところが一方で、晩年を寝たきりで過ごす高齢者は、海外に比べて非常に多いというデータもあります。つまり、多くの方がなんらかの理由で歩けなくなっているのです。

人生100年時代、最後まで自分の脚で歩けてこそ、健康長寿と言えるはずです。

要介護状態にならずに自立した生活ができる期間を健康寿命といいますが、その健康寿命の最低条件には「歩行寿命」があるはずです（ちなみに、この「歩行寿命」というのは私の造語です）。

１００年間、満足のいく充実した人生にするために、「いかにして最後まで歩いて過ごすか」を考えていきたいと思います。

寝たきりになるきっかけは骨折や脳卒中だけではない

介護教室などでは、寝たきりにならないための心得や秘けつが、いろいろと伝授されています。よく取り上げられているテーマの1つが「転倒防止」です。

転倒をきっかけに寝たきりになってしまうケースも少なくはありません。高齢者が転ぶと、もともと骨がもろいため、よく骨折をします。骨折して手術を受けると、しばらくの間、歩くことができません。

術後歩行練習を始めますが、高齢者がたとえ1週間歩かないでいるだけでも、筋力など身体能力は極めて低下し、歩けなくなってしまいます。体力が落ちると気力も減退し、弱気になります。「死にたい」と、うつ状態になる人もいます。

安静にしていると、筋肉が減るだけでなく、骨もさらにスカスカになります。

そして、歩行能力だけでなくバランス感覚も衰え、さらに転びやすくなります。転んではまた骨折するという悪循環に陥るのです。

腰、ひざが曲がると、前かがみになり、重心が前にずれ、不安定になります。姿勢が悪くなることにより重心がずれて、極めて転倒しやすくなるのです。杖やシルバーカーを使わないと歩けなくなります。

また、腰、ひざが曲がると重心がずれるだけでなく、つま先を引きずって歩くようになるため、ちょっとした段差でもつまずいて転ぶようになります。座布団や敷居でつまずいたことはありませんか？　平地でつまずくことがある人は、将来絶対危ないです。


「(転倒→骨折→手術)→(転倒→骨折→手術)……→寝たきり」

寝たきりへの負のスパイラルの原因は、よくいわれている①筋力低下、②骨がもろい、だけではありません。③腰・ひざの曲がり、姿勢異常による重心のズレ(重心が足より前に来るので転倒しやすい)、④下を向いて足を引きずって歩くこと、も原因なのです。特

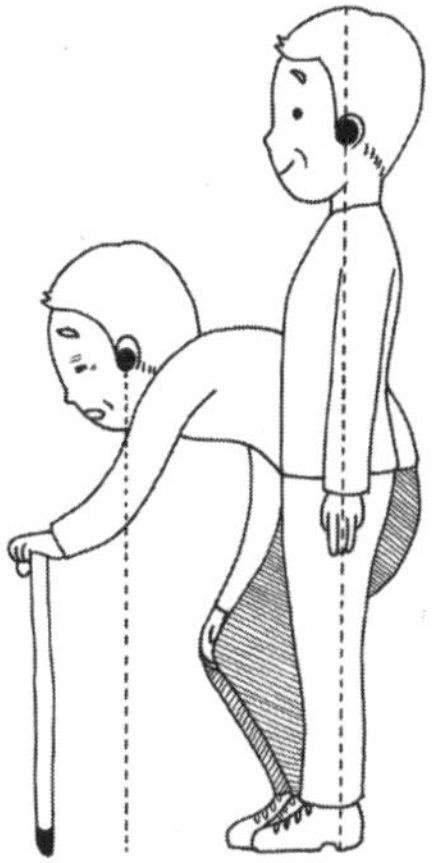

腰が曲がると重心がずれ、転びやすくなる。杖、シルバーカーの人はすでに異常があると考えるべき

転びやすい歩き方になっていると、小石や敷居、座布団などちょっとした段差で転倒

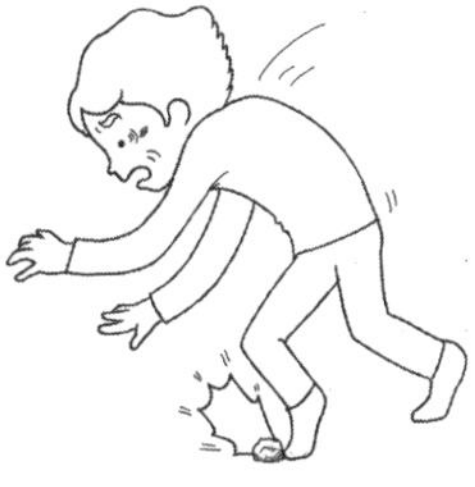

転びやすい歩き方
つま先が上がらず、足を引きずっている。ひざか腰が曲がっているのが原因

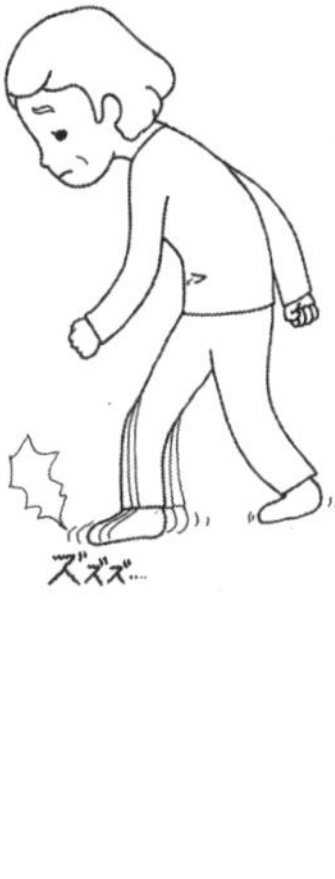

転ばない歩き方
ひざが伸び、つま先が上がり、かかとから着地している

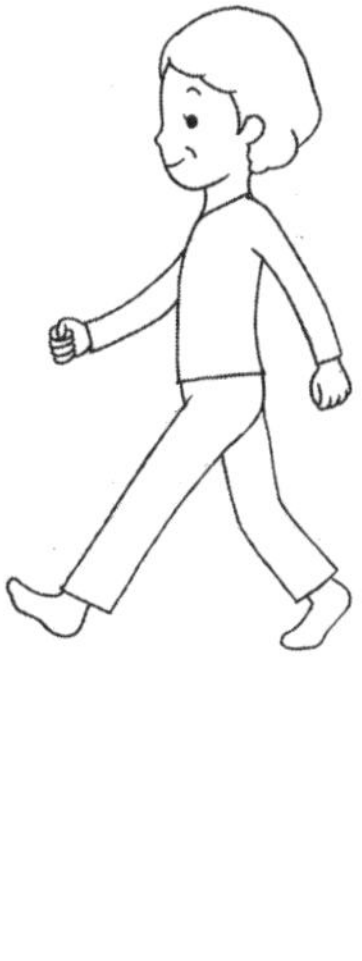

に③と④が、転倒骨折の真の犯人だと私は考えています。

立ち上がる際に転倒することが多いので、歩くだけでなく立ち上がる練習、移る練習をたくさんすべきではないでしょうか。


もちろん、手術、入院に当たって、ほとんどの患者さんは頑張って歩行のリハビリをします。病院の医師やスタッフも一生懸命、回復を支えます。

それでも残念ながら、患者さんの歩行能力は相当落ちてしまうのが現実です。いくら懸命に頑張っても、骨折前より良くなることはとても困難です。一度損なわれた機能の回復には、限界があるのです。

高齢になったら、寝たきりのきっかけとなる転倒には、十分注意をしていただきたいと思います。


そのほか、寝たきりに直結する原因として、脳卒中の後遺症や心筋梗塞後遺症、パーキンソン病などもあります。ある程度の年齢になったら、生活習慣病に留意し、持病の管理・治療に努めて、動脈硬化や糖尿病・高血圧によって生じやすくなる脳卒中や心臓発作を防ぐことも大切でしょう。

しかし、一生歩いているためには、転ばないで、骨折しなければよいのか、あるいは脳卒中や心筋梗塞にならなければよいのかというと、事はそれほど単純ではありません。

転倒骨折や脳卒中がきっかけとなって寝たきりになる方は多いものの、そうした原因が何もないにもかかわらず、歩けなくなってしまう方々が実はたくさんいるのです。

なぜ骨折したわけでも、脳卒中を起こしたわけでもないのに歩けなくなってしまうのでしょうか。

「ロコモティブシンドローム」って知ってる？

「ロコモティブシンドローム」という言葉があります。日本語で「運動器症候群」とも言われますが、運動器の障害により歩く、立つなどの移動機能の低下をきたした状態をさします。進行すると要介護や寝たきりとなり、誰にも頼らず自力で生活できなくなることさえあります。

運動器とは体を動かす組織・器官のことで、骨、関節、筋肉、さらにはそれらを動かす神経などが含まれます。歩くための体の構造ということです。

私たちがスタスタ歩けるのは、骨、関節、筋肉、神経がバランスよく働いてくれるからで、それら運動器のうち、どれ1つがダメになっても、歩行に支障が生じます。

では、運動器の障害は、どのように起こり、どのように進むのでしょうか？

筋肉と骨だけ鍛えていれば一生歩ける？

散歩や筋トレなどの運動習慣の重要性がよく叫ばれています。

高齢になると、老化現象により、どうしても骨や筋肉は衰えてきます。歩行能力をしっかり保つには、毎日歩くだけでは実は不十分で、筋肉そのものを鍛えることが極めて重要です。すなわち筋トレが不可欠なのです。

意識して筋力の維持を図っていないと、筋力はどんどん衰えます。当然、歩く能力も低下していきます。さらに、適度な負荷を掛けないと、丈夫な骨を保つことすらできません。

しかし、いきなり激しい運動をするのは骨折の原因になったりしますので、日頃からある程度のトレーニングを行い、徐々に負荷を上げていく必要があります。

そもそも関節が壊れたら歩けない

では、筋トレをして筋力と骨の硬さを保っていればロコモティブシンドロームにならないのかというと、これまたそういうわけでもないのです。

転倒せず、骨折せず、筋肉と骨を鍛えていても、運動器そのものが壊れたら、歩けなくなってしまうからです。

運動器には、先ほど挙げたように骨、関節、筋肉、神経などがあります。骨折をせず、筋力を維持していても、歩くために重要な関節が故障してしまったら、歩くことは難しくなります。

ドアの蝶つがいが壊れればドアは使えません。ひざの関節が壊れると歩行に支障が出るのは当然のことです。

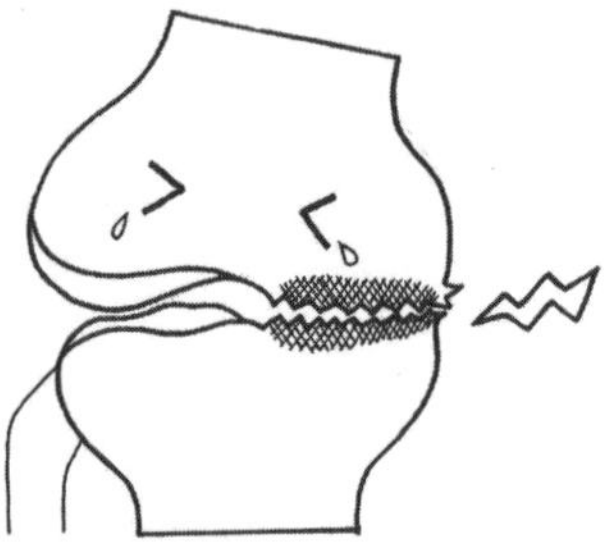

変形性ひざ関節症　骨が露出して削れ、曲がっている。虫歯と同じで覆わない限り痛みは取れない

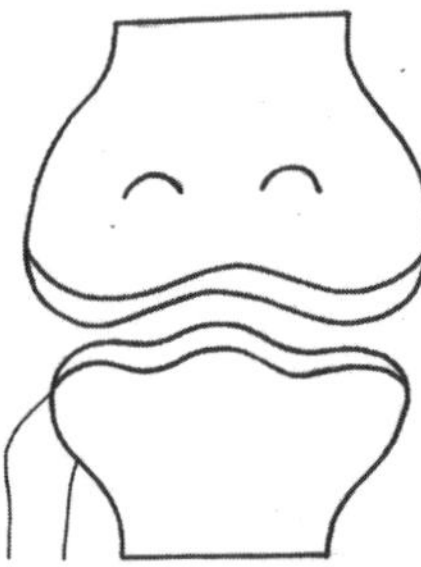

正常なひざ　軟骨に覆われ、水平で真っすぐ

長年使っていれば軟骨は必ずすり減る！

関節は骨と骨のつなぎ目で、屈伸したり回したりできるだけでなく、伸展ロックといって、伸ばすと固定され1本の棒のようになり、荷重に耐えられる不思議な構造になっています。しかし、関節では骨と骨が直接接しているわけではありません。軟骨があるのです。

ひざや股関節などすべての関節では、骨の表面を「関節軟骨」が覆っています。この軟骨組織がなければ、骨どうしが直接接し、骨には神経があるので、激痛を生じます。さらに、露出した骨と骨がこすれ合ってゴリゴリ傷つけ合い、骨まで削れてしまいます。関節の骨は、軟骨によって守られているのです。

そして、関節の故障は、まず骨を守っているそれらの軟骨が壊れて始まるのです。

　これは歯と同じです。歯は、表面がエナメル質で覆われているため痛くありませんが、エナメル質が虫歯で削れ、芯が露出すると痛むようになります。

　口内炎あるいは、厚さ1ミリにも満たない皮膚が削れたり剥がれたりした場合、触るとすごく痛いのと同じことです。

軟骨寿命は痛みの始まり

　骨の関節面を覆っている軟骨は、年とともに少しずつすり減っていきます。

　これは、車のタイヤがすり減ったり、畳がすり切れたりするのと同じ「経年劣化」であり、長く生きていれば誰にでも必ず起こる現象です。

　特に、頑張って体を酷使してきた人ほど軟骨は早くすり減ります。若い時に体自慢でスポーツや肉体労働をバリバリやっていた人や、健康のためと言って週に何回も激しいスポーツを一生懸命やっている人ほど、50歳を過ぎた頃から腰、ひざ、股関節に痛みが生じやすいです。

スポーツは心肺を鍛えるが関節を壊すこともある

もちろん心肺機能を保つためにスポーツは大切です。スポーツにより長生きはできると思いますが、反面、やり方が悪ければ、やり過ぎれば、軟骨のすり減りが誰よりも早く生じ、痛みが出て、関節が壊れてしまうのです。

関節の軟骨がすり減っていくと、そのぶん関節が変形します。また、軟骨がなくなって骨が露出すると、骨どうしが直接こすれて削れ、辺縁に骨棘《こつきょく》というトゲができます。これも痛みの原因となります。

さらに、軟骨がすり減ると水がたまり、関節が腫《は》れ、これもまた痛みの原因となります。水がたまる原因は、削れた軟骨片が関節包という関節を包む膜に刺さり、炎症が生じるからです。水を抜くことが水がたまる原因ではありません。腫れが痛みの原因のときは水を抜きましょう。水の溜まりを治すには、その原因である関節を治す必要があるのです。

骨には神経があるため、骨と骨が触れるだけで痛みます。体重がかかるとより強く痛むため、歩くのに支障が出ます。足を付くたびに一歩一歩痛いのです。

腰、ひざ、股関節は、どれもいつかは軟骨がすり減り、変形し、痛くなります。

骨や筋肉を維持することの重要性は現在広く認識されていますが、骨や筋肉だけでなく、軟骨にも目を向けてほしく思います。これからは、「骨」と「筋肉」と「軟骨」です。

坐骨神経痛の原因は腰！（坐骨神経痛という病気はない）

さらに腰では、骨と骨の間の軟骨のクッションである椎間板《ついかんばん》や骨の変形により神経が押され、坐骨神経痛を生じます。坐骨神経痛は病名だと思っている人が多いようですが、そうではありません。頭痛や歯痛と同じで症状を指すもので、お尻や太もも、すねにしびれや痛みが出る状態を指し、実は椎間板ヘルニアや脊柱管狭窄症で神経が圧迫され、痛みを生じるわけで、つまり坐骨神経痛は主には腰に原因があって起こるのです。

跛行《はこう》（腰、ひざ、股関節が壊れると歩き方が変になる）

年を取れば関節軟骨がすり減り、腰、ひざ、股関節に痛みや変形などの異常を抱える人が増え、それまでのように正常に、あるいは長く歩くことが難しくなります。

軟骨がすり減って骨が露出し痛みが出ると、かばいながら歩くようになります。足を付

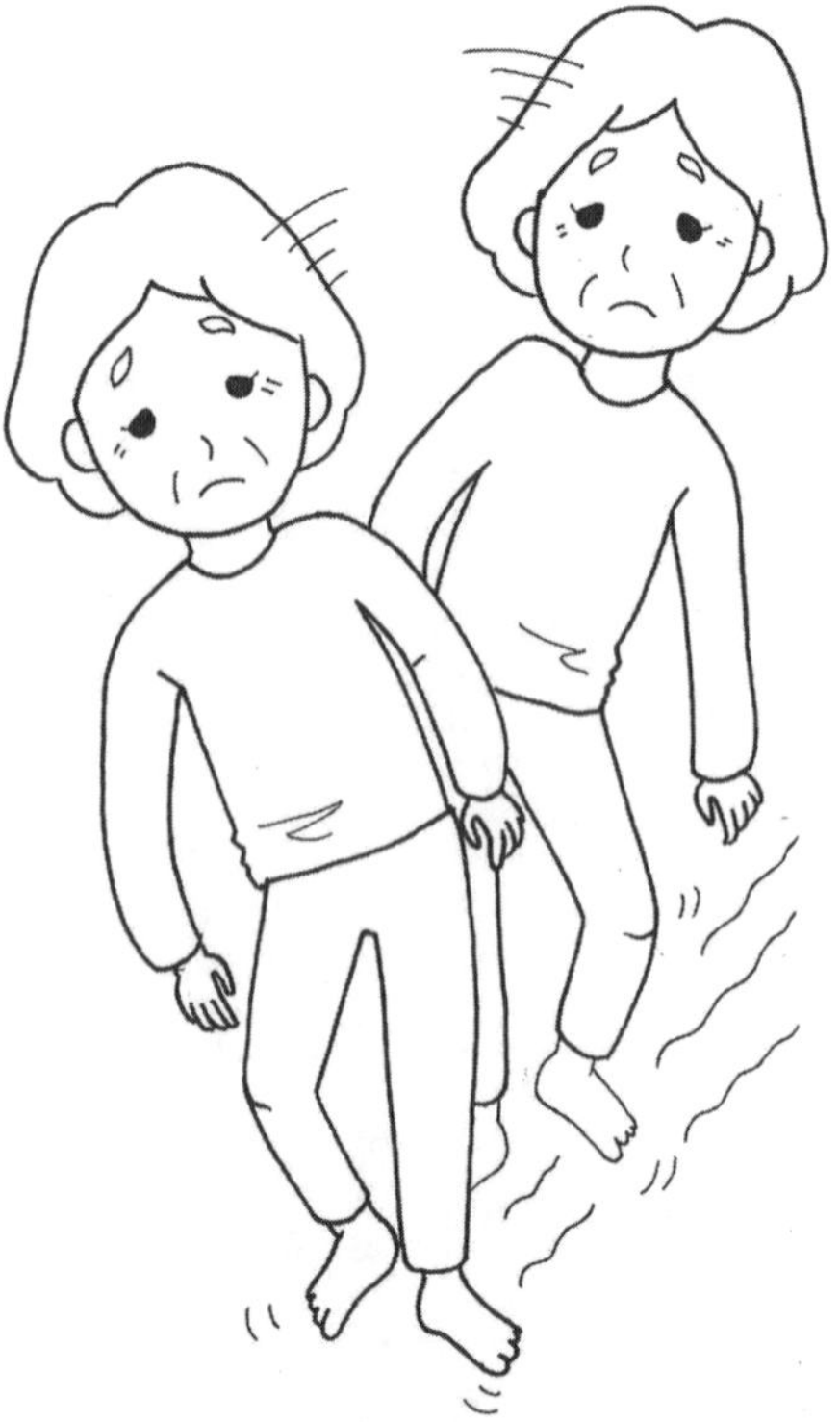

跛行《はこう》（体を揺すって歩く）
股関節が壊れています。股関節専門医にかかってください！

くと痛いので、すぐに反対側の足を出します。

歩けなくなっていく原因には、転倒骨折や老化現象による筋力の低下だけでなく、「腰、ひざ、股関節の故障」があるということを知っていただきたいのです。

「変形性関節症」は「軟骨すり減り症」

さらに、軟骨の摩耗《まもう》がますます進むと、骨が露出し、ついには骨まで削れて変形して曲がり、関節自体が壊れてしまいます。変形性ひざ関節症、変形性股関節症、変形性脊椎《せきつい》症といった「変形」という病名が示しているとおりです。

腰、ひざ、股関節の病名に「変形性」と付いたら、軟骨のすり減りだと思ってください。

跛行は関節の変形が原因

腰やひざが曲がったり、股関節がすり減って左右の足の長さが変わったりすると、体を揺すって歩く跛行をきたし、歩行障害に拍車がかかります。

跛行は関節の変形によって起こっているのです。

歩けなくなる原因は腰ひざ股関節の故障

腰、ひざ、股関節の痛みや変形は、姿勢や歩容《ほよう》（歩き方）の異常につながります。すると、悪いところが痛むだけでなく、重心がずれ、全身のバランスを崩し、ますます転倒しやすくなります。また、体を支える脚が曲がってグラグラし、痛くて力も入らないので安定せず、支持性が低下します。

したがって、関節が壊れると、転倒・骨折のリスクが高まるだけでなく、痛くてあまり動けなくなり、さらに筋力や骨密度も低下します。

私は、高齢者が歩けなくなる、つまりロコモティブシンドロームが進行してしまう最大の原因は、腰、ひざ、股関節の故障にあると考えています。

腰、ひざ、股関節の故障を治さずに放置するということは、やがては歩けなくなり、最悪の場合寝たきりになってしまう危険性が高いということなのです。

ところが、そういう故障を「もう年だから」と治さない人が極めて多いのが現状です。

1カ所が悪くなるとほかの関節にも悪影響が
——両ひざと腰、両股関節と腰、両ひざと両股関節が同時に悪い人が多い

悪くなった腰、ひざ、股関節を治さないままにしておくと、徐々に変形が進み、腰、ひざが曲がり、脚の長さの不釣り合いが生じ、痛みが増していきます。

さらに厄介なのは、腰、ひざ、股関節のどこか1カ所に故障があると、ほかの関節にも負担が掛かり、もともとは悪くなかった関節まで壊れてしまうということです。

例えば、腰の骨が壊れると腰が曲がり、ひざを曲げないと歩けなくなります。ひざに負担が掛かりますから、いずれひざまで壊れてしまいます。

ひざが悪くなると、脚が変形してO脚になり、全身を揺すって歩くようになります。異常な歩き方が腰や股関節に負担を掛け、悪影響を及ぼし腰痛や股関節痛を招く原因になります。

股関節も同様で、変形すると左右の脚の長さが変わって骨盤が傾きます。歩くとき、左右に体を傾けて揺らしながら歩く跛行になるため、腰やひざに負担が掛かって、やがては腰やひざまで悪くしてしまうのです。

1カ所が悪くなったときにそれを治さないままでいると、別の関節まで壊れてしまうということなのです。悪循環で、腰も、ひざも、股関節も同時に悪くなりがちです。そうして徐々に歩きにくくなり、痛みも変形も悪化し、最悪の場合には寝たきりになってしまうわけです。

本来なら、何カ所も悪化してしまうずっと前に、つまり1カ所が壊れ始めたとき、自覚症状が出てきた段階で、手を打たなければいけなかったのです。

寝たきりの原因にもなる「腰ひざ股関節シンドローム」

前述のように腰、ひざ、股関節の障害で歩けなくなってしまう状態を、私は「腰ひざ股関節シンドローム」と呼ぶことにしました。

あまり聞いたことがない言葉だと思います（海外の論文を見ると類似の言い方があるようですが、私なりの言葉です）。

極論すると、腰ひざ股関節シンドロームこそが、寝たきりにつながる主要な原因なのだと言っても過言ではありません。

現在、すでに腰、ひざ、股関節に痛みがある、あるいは跛行などの歩行異常があるという方は、放置すれば将来、確実に腰ひざ股関節シンドロームが進行し、満足な歩行ができなくなると思われます。

人生100年、80歳以上お断りのままで良いのでしょうか？

運動器が年とともに徐々に壊れていくことはあまり認知されておらず、運動器が壊れると歩けなくなるという事実も十分理解されているとはいえません。壊れたら手術をすれば治る可能性がある、最後に手術という手段があるという認識も浸透しているとはいえません。

また、人生80年だった時代には、腰、ひざ、股関節の手術は「80歳以上はお断り」でした。では、人生100年の現在も、「80歳以上は手術お断り」という状況のままで良いのでしょうか。

壊れたところを治すことが本当の治療。手術は悪者？

本や雑誌、ネットやテレビをみると、腰ひざ股関節はこれ１つで治る、手術しないですむといった情報が溢《あふ》れています。その偏った情報を信じて行動している方も少なくないのです。

よく考えれば当たり前の、「壊れたら治せば良い」というシンプルな考えは、取り上げられにくくなっています。

極めて多い「腰ひざ股関節シンドローム」予備群

すでに述べたように、腰の痛みを抱えている人が約３０００万人、ひざも約３０００万人、股関節が５００万人とすると、合計はなんと６５００万人にもなります。もちろんなかには腰もひざも股関節も悪いという人たちも含まれていますが、延べ人数からすると総人口のほぼ半分に当たる人が、腰ひざ股関節になんらかの異常を訴えていることになります。

この数は、軽症で症状がなく、自覚していない発症前の人も含めると、さらに多くなります。慢性的な痛みに限らなければ、腰やひざが一度も痛むことなく一生を終える人は、皆無と言っても過言ではないでしょう。

異常は若い頃からひそかに始まり、症状もなく着々と進行し、少しずつ腰ひざ股関節シンドロームに向かっていくのです。

女性は腰ひざ股関節シンドロームになりやすい

男性も女性も同じかというと、そうではありません。

ひざや股関節が変形する変形性関節症の患者さんは女性に多く、特に、変形性股関節症の患者さんは約9割が女性です（ちなみに、骨粗鬆症《こつそしょうしょう》の人も9割が女性です。骨粗鬆症が原因の圧迫骨折や、大腿骨頸部骨折、あるいはばね指や手根管症候群、外反母趾《がいはんぼし》も多くが女性です）。

高齢の女性は、骨やひざや股関節が悪くなりやすいことを意識して、早い時期から気を付けたほうがよいと思います。女性は男性より長生きしますが、足腰や骨が弱く、骨折しやすく、腰ひざ股関節シンドロームにもなりやすいのです。

腰ひざ股関節シンドロームの人は極めて多いのですが、実際に手術して腰、ひざ、股関節の故障をきちんと治している人は少ないのが現実です。

なぜ根本的に悪いところを治す人が少ないのでしょうか。

自覚症状のない人や軽症の人には当然手術は必要ありません。しかし重症で、痛くて歩けないのに「年を取れば痛いところの1つや2つあるものだ」とか、「まだ我慢できるから」とか、「もう少しで寿命だから」「手術しても治らないから」「手術をすると寝たきりになるから」「手術が怖いから」などと、あきらめている高齢者が多いのです。どの人も暗い顔をして、あるいは痛みで苦痛の顔をし、痛みに耐えながらひたすら我慢しているというのです。

若い人は、私には関係ないという人が多いと思いますが、あなたや、あなたのおじいちゃん、おばあちゃん、親、親戚が、将来、運動器の障害を生じる可能性は高いのです。

生きるということは動くということであり、あなたの軟骨もいつかはすり減ってくる可能性が高いということです。

しかし、初期に気づいて対処すれば、その進行を遅らせることができます。

腰ひざ股関節シンドロームのリスクファクター

「歩行寿命」は「軟骨寿命」！

なぜ腰、ひざは曲がるのでしょうか。

軟骨がすり減り、骨が削れ、関節が変形することが原因だとすでに述べました。すり減った軟骨は、残念ながら自然に再生することはありません。サプリメントを飲んでも、痛み止めを飲んでも、筋トレをしても決して再生しないのです。

軟骨がすり減ると痛くなり、歩けなくなる。歩行寿命は、「軟骨寿命」なのです（歩行寿命、軟骨寿命は私の造語です）。腰が曲がる原因としては、脊柱管狭窄症や圧迫骨折もあります。

腰、ひざ、股関節の変形は、50歳以上で症状が出始め、60歳以上になると約8割の人に認められるという報告があります。つまり、年齢が腰ひざ股関節シンドロームの最も大きなリスク要因なのです。

ケガもすり減りの原因

年齢以外のリスクとしては、若い頃のケガが挙げられます。若い頃のケガは、年を取ってから腰ひざ股関節シンドロームの原因になる可能性が高いです。

例えば、若い頃にスポーツをしていて腰椎分離症になったとか、ひざの半月板《はんげつばん》を損傷したとか、あるいはひざの前十字《ぜんじゅうじ》靭帯《じんたい》を断裂したという方は、治療を受けてなんとか治ったとしても、すりこぎのように異常な動き、ズレを繰り返すので、早期に関節軟骨はすり減っていきます。

故障があると、確実に軟骨のすり減りは早くなるのです。

激しいスポーツ、農作業、重労働もすり減りの原因

スポーツ自体も、過度に行うと軟骨のすり減りの原因となります。重量挙げ、相撲、ラ

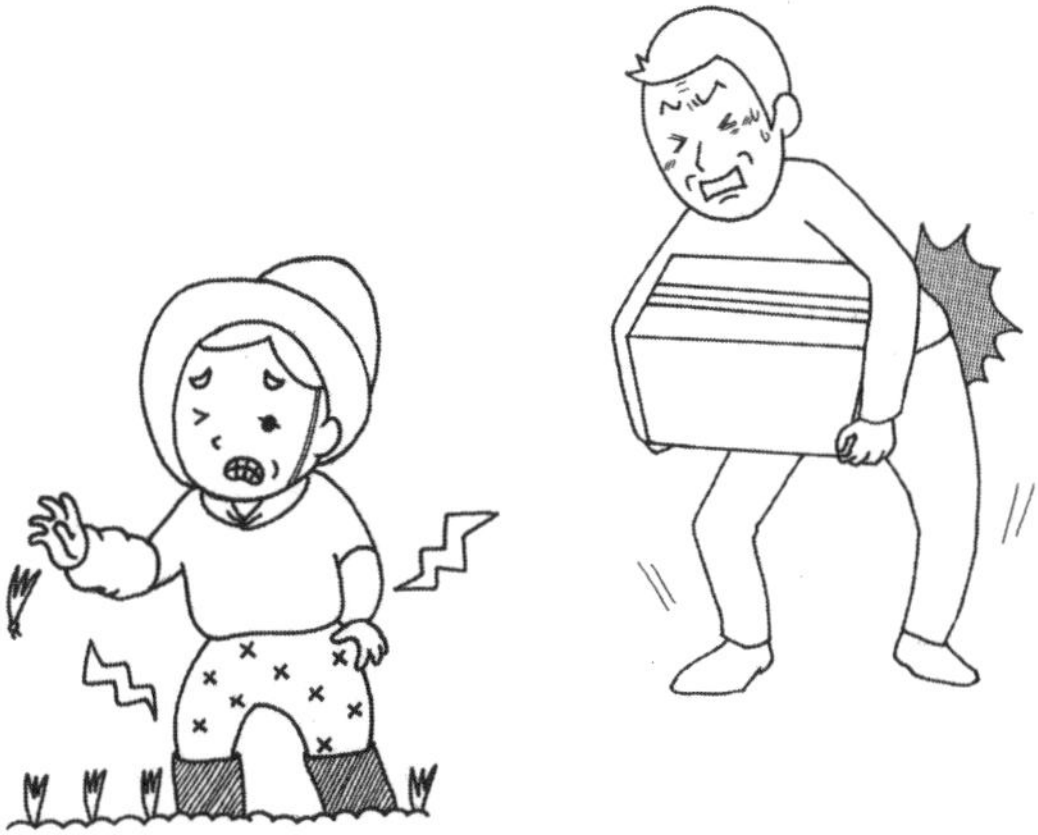

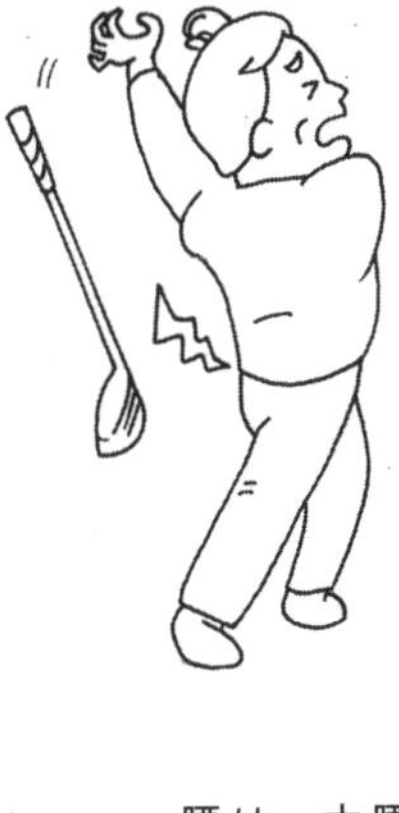

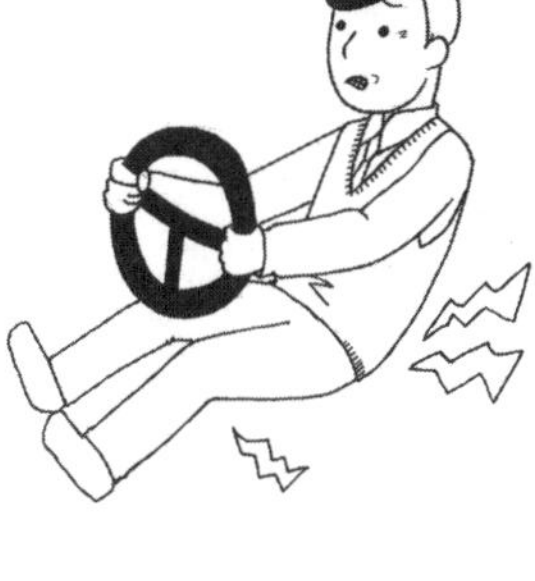

腰は、中腰作業・重労働・農作業・スポーツで壊れ、曲がる。運転手にも腰の悪い人が多い（座る姿勢が悪いため）

グビー、アメフト、サッカーなどの体に対する負荷が大きいコンタクトスポーツは危険因子の1つです。

長年続けてきた労働作業による関節への負担も、腰ひざ股関節シンドロームの原因となり得ます。腰の場合は（農家の方に多い）中腰作業の継続、ひざの場合は立ったり座ったりする作業や、重い物を持ち上げる動作の繰り返しで軟骨がすり減っていきます。

肥満もすり減りの原因

さらには肥満も、体を支える足腰に負担を掛け、軟骨の摩耗や関節の変形を進める要因になると考えられています。

要するに、長年の重労働やスポーツ、肥満などで関節に負担を掛け続けることが原因で、徐々に軟骨がすり減り、腰ひざ股関節が壊れていくのです。

「腰ひざ股関節シンドローム」になりやすい人もいる

人によっては、生まれつき運動器が、腰ひざ股関節シンドロームを招きやすい構造をしている人もいます。

O脚が変形性ひざ関節症の原因

例えば日本人は、生まれつき脛骨《けいこつ》が内側に反った形（O脚）をしている人が多く、若い人でもO脚になっている人が少なくありません。

O脚の人は、立った状態で、すねの骨が垂直ではなく、さらに関節面が斜めになっています。

下肢を棒の上に棒が乗っているものだと考えれば、２本の棒が真っすぐ乗っているほうが構造上安定しているのは明らかです。曲がっていれば不安定で、壊れやすいのです。

日本人に多いO脚は、内側の軟骨の片減りが進みやすく、軟骨が片減りすると、ますますO脚変形が悪化します。変形性ひざ関節症は、このように生じてくるのです。

O脚は遺伝の場合もありますが、幼児期の正座やあぐらも多少影響があるかもしれません。そのせいか、最近の若い人は脚の真っすぐな人が多いように思います。

臼《きゅう》蓋《がい》形《けい》成《せい》不《ふ》全《ぜん》が変形性股関節症の原因

また、股関節の変形は、生まれつき股関節のつくりが少し甘くなっている「臼蓋形成不全」が原因であることが多いです。

大腿骨《だいたいこつ》の上端はボール状（球状）になっており、これを包むように骨盤にお椀《わん》状の穴があいています。この穴が浅いと、ボールがはみ出て骨の被《かぶ》りが悪くなり、狭い荷重面《かじゅうめん》で体重を支えなければいけないので軟骨がすり減りやすくなるのです。

臼蓋形成不全は圧倒的に女性に多いため、変形性股関節症も女性に多いのです。

壊れた腰ひざ股関節を治せば死ぬまで歩ける

人生１００年。最後まで自分の足で歩こう

人生１００年時代、最後まで歩き続けられるかどうかは、腰、ひざ、股関節に問題が生じた時にどう向き合うかにかかっています。

先ほど述べたように、わが国では全体のおよそ半分の人、高齢者では8割の人が、腰ひざ股関節に問題を抱えているというデータがありますが、全国の合計手術数はそこまで多

くないので、悪いところを手術で治している人は少数であることが分かっています。

特に地方では、腰ひざ股関節が悪くなっても、治さない人が多いのです。

では、そういう人たちが最終的にどうなるのかというと、多くはロコモティブシンドロームが進行し、要介護になり、最悪の場合には寝たきりになっていくのです。

人生の最後をそのような状態にしないために、普段から運動や体操などで予防に努め、痛みがあれば近くの整形外科で手術以外の治療をしっかりと受け、それでも、腰ひざ股関節が壊れてしまったら、大きな病院に行って手術でちゃんと治してほしいのです。

歩けなくなる前に手術をしよう!

歩けなくなって関節の機能や筋力が落ちると、手術をしてもあまり良くならないか、良くなっても回復に長い時間を要します。また、歩けない時間が長く続くと心肺機能も落ち、手術のリスクが高くなりがちです。

治さないのは知らないから？　怖いから？　行けないから？　賛成されないから？

　重症になってしまった人のほとんどは、治ることも知らず、治さなければ寝たきりになるかもしれないことも知らずに放置してしまい、治さなかったり、治せなかったりしたのです。家族の反対が最大の理由なのかもしれません。家族につらいのを理解してもらえないことは悲しいことです。

　歩けないため一人では病院に行けない、交通の便がない、家族が休めない、遠くて行けない、という人も多いことでしょう。

　どんな病気にも言えることですが、予防にまさる治療はありません。腰、ひざ、股関節の故障が進んでから対処するのではなく、できればその前に見つけて手を打てればそれに越したことはありません。痛みがあってつらいときには整形外科を受診しましょう。病状が軽い場合は薬や注射やリハビリで良くなることも少なくありません。

　しかし、悪いのに放置していると、受ける手術がより大掛かりになったり、手術が難しくなったりするだけでなく、痛みやしびれ、歩行障害などの手術後に残る症状が増えるばかりだし、場合によっては早期に再手術が必要になったりします。最悪、手遅れで手術できないことすらあるのです。また、脳卒中と一緒で、神経マヒが出てから手術しても、神経自体が傷んでいるとマヒはなかなか治りません。

壊れたら腰ひざ股関節の修理を！――「腰ひざ股関節は部品と同じ」

痛くて歩けないのに、手術を頑なに拒否する人が多いのはなぜなのでしょうか。誤った思い込み、先入観があるようで、医学が進歩した現代でも、手術すると下半身マヒや車椅《い》子《す》、寝たきりになると信じて疑わない人もいます。近所で手術した人がことごとく車椅子になっているという人もいました。手術技術が進歩した現在、そのようなことはほとんどないと思いますが。

「年を取れば痛いのが当たり前。手術は必要ない」と家族からも反対され、かかりつけの先生からも「勧めない」と言われれば、痛いのがイヤでも、あきらめて、受け入れざるを得ません。

痛みに年齢は関係ない――高齢でも虫歯は治すのに腰ひざは治さない？

では、年を取っていると歯が痛くても放置するのでしょうか。歯は治すのが当たり前で、腰やひざは治さないのが当たり前なのでしょうか。

杖やシルバーカーの人はすでに姿勢異常があり、その原因が分かれば治すことができるのです。皆さんは、いつも座っている椅子の脚が曲がってグラグラしていたら、そのまま使いますか？　自分の脚が曲がってグラグラし、踏ん張りが利かなくても治さないのが当たり前なのでしょうか。

腰ひざ股関節の具合が悪くても、そのまま我慢している人が多いのですが、それでは人生の最後にツケが回ってきて、後悔することになるかもしれません。壊れたら治す。車や家と同じことです。

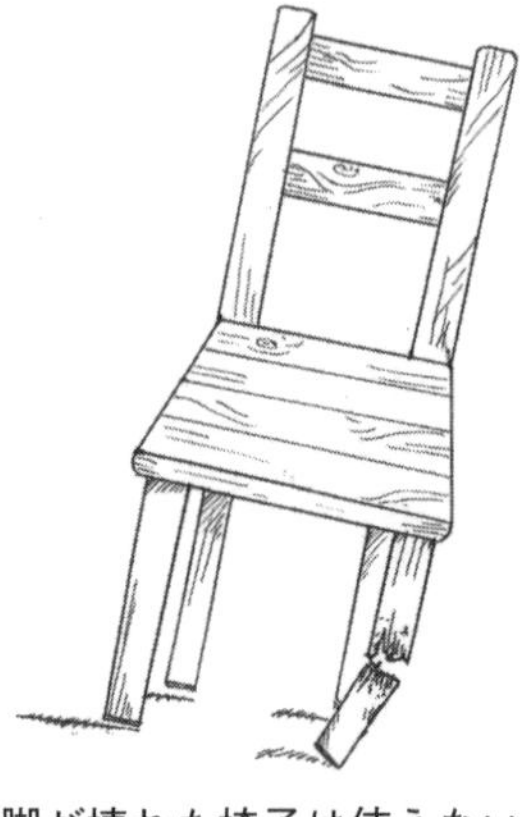

脚が壊れた椅子は使えない

人生110年時代

100歳以上の約9割が女性です。今存命の80歳以上の女性は、100歳まで生きる可能性が高いと考えたほうがよいでしょう。

さらに数十年先には、人生110年時代になっているかもしれません。

痛みに年齢は関係ないと私は思います。

腰ひざ股関節が悪くなったら、歩けなくなる前に、治せる年齢のうちに治すことが、人生100年を最後まで自分の力で歩き続け、輝いて生きるためには大事なのではないでしょうか。

壊れた腰ひざ股関節はサプリメントでは治らない

同窓会などに行くと、「腰やひざの痛みがいつまでも治らないんだけど、サプリメントを飲んでいれば良いかな」と何人にも聞かれます。虫歯があって痛いとき、「サプリメントを飲んでいれば良いかな」というのと同じです。治らなければ、壊れているのかいないのか、まずは調べるのが先決です。

最大の障壁は家族の同意と協力が得られないこと

最大の障壁は、家族が連れてきてくれないと始まらないということです。忙しくて、休んでまで何回も付き添えないと。

しかし、治してしまえば、その後頻回の通院は不要になるのです。

思い切って手術を受けると、合併症が出ない限り、痛みがなくなり、あるいは軽くなり、リハビリを頑張れば歩けるようになります。要介護にならず、腰ひざ股関節シンドロームからも解放されるのです。

動けなくなって面倒を見なくてはいけないのは家族です。思い切ってお子さんに相談し、家族の問題として話し合ってみてください。

痛くて寝たきりの人生と100歳まで歩ける人生——寝たきり?　ピンピンコロリ?

100歳まで痛みなく歩ける人生でなければ、長生きしても意味がありません。

痛くて寝たきりの人生と、死ぬまで生き生きと歩き続け、ピンピンコロリで終わるのと、どちらが良いのでしょうか。

治したくてもどこに行けば良いか分からない

しかし、治したくても、どこに行けば良いのか、何をすべきなのか分からない方が多いのではないでしょうか。

腰ひざ股関節シンドロームを疑ったら、まずは「整形外科」です。

しかし、整形外科といってもさまざまで、どこでも、誰でも、どこの病院でも同じではありません。部位や程度によって行く病院を変える必要があります。整形外科の良い選び方については、第3章で詳しく解説します。

［第2章］

寝たきりを防ぐ！腰ひざ股関節シンドロームの症状と治療

検査から治療まで

この章では、まず腰ひざ股関節の検査について説明します。検査結果がどうなっていると手術が必要なのか、どのような症状が出たら手術が必要なのか、どんな手術があり、どこでやっているのかなどについて解説していきます。

さらに、腰ひざ股関節、それぞれについて解説していきます。

チェックリストや正常と異常の画像を並べて載せますので、将来、親や自分が検査を受けたときに、この本と見比べていただければ、なんの病気でどのくらい悪いのか分かるようになっています。ぜひこの本を常備して、活用していただけるとうれしいです。

検査で原因と程度を確認することが先決

検査には、①レントゲン（Ｘｐ）、②ＣＴ、③ＭＲＩがあります。

レントゲンはどこにでもあり、まず最初に行う検査です。ＣＴやＭＲＩは主に有床の病院にあります。レントゲンだけでは分からないことがたくさんあり、異常の疑いがあるときは詳しい検査が必要です。それぞれの特徴などを解説していきます。

治療方針を決めるにはＭＲＩなどの精密検査が必要

レントゲンで異常があると、ＭＲＩなどの検査が必要になります。腰などでは手術が必要かどうかはＭＲＩをしないと分かりません。

　検査の結果、手術が必要だと分かったら、全身状態を調べる検査（採血、胸部レントゲン、心電図、呼吸機能）を行います。全身状態で検査異常があったときや、心臓病や糖尿病など手術に影響する持病があるときは、かかりつけ医に紹介状（診療情報提供書）をいただき、経過や病状を把握し、さらに院内の心臓や糖尿病専門の先生に相談となります。ＯＫが出れば、病状、必要性、方法、経過、リスク、予後などをご本人と家族に説明し、手術を希望される場合は申し込みをしていただきます。さらに手術までに、オリエンテーションや麻酔科受診、自己血貯血など数日通っていただきます。

　ＣＴやＭＲＩなどの画像検査機械もどんどん新しいものが出てきて、性能が良くなり、細かいところまで鮮明で立体的に映せるようになり、より正確に状況が把握できるようになりました。

腰ひざ股関節の状況の把握、原因と程度を突き止めることが、治療においては、すべての始まりでしょう。そこをないがしろにしては治るものも治らず、治癒への道を真っすぐ無駄なく進むことはできません。多くの人は原因を突き止めることをないがしろにし、ネットや口コミに振り回されて、人に勧められるまま、あれもやりこれもやり、あちこち行って、道草ばかりで迷路に迷い込み、いつまで経っても治らず悩んでいるのではないでしょうか。

1 レントゲン

立って撮る？　寝て撮る？

レントゲンは何を見るもの？　レントゲンで何が分かるの？

(1) レントゲン

レントゲンには骨が写ります、骨の影絵です。

骨や金具など硬いものは、エックス線が透過しないため白く写ります。空気やガスはすべて透過するので真っ黒に、肉はほとんど通るので少し白っぽい黒に写ります。骨の形と位置関係が分かります。

①形……骨折や骨の削れ、骨棘などの骨の変形、形態的異常
②すき間……骨と骨の間が空いているか？　当たっているか？　軟骨があるか？
③ズレ……すべりや亜脱臼、脱臼など
④曲がり……あるいは側弯症やO脚などの変形

が分かります。

残念ながら、軟骨や半月板、靭帯、脊髄《せきずい》、神経、椎間板など柔らかいものは写りません。

(2)ストレスレントゲン

レントゲンではほかに、力を加えて曲げたり引っ張ったりしてズレやゆるみ、異常な動きを撮るストレスレントゲンがあります。ぐらつき、不安定性、靭帯断裂、人工関節のゆるみ、亜脱臼、骨がちゃんと付いているか（骨折部が動けば付いていないということ）な

どが分かります。

立つと痛いのだから、レントゲンも立って撮影すべき

腰でもひざでも股関節でも、座っていたり寝転んでいると痛くなく、立つと痛いのだから、当然レントゲンも立った状態を撮影すべきだと私は思っております（骨折、脱臼を除いて）。

ただ、立って撮るのは、関節の間を正確に抜かないと重なって写るだけで、余計分からない写真になってしまいがちですし、痛くて立てない人の立位の撮影は手間が掛かり難しいので技師泣かせです。

しかし、立って撮って、骨と骨の間が空いていれば軟骨が残っていることが分かりますし、空いていなければ軟骨はなく、骨がむき出しになっていて、薬や筋トレで痛みが取れることはなく、露出した骨を覆わない限り痛みは取れないということが分かります。

また立つと、体重が加わって変形し、Ｏ脚に曲がったり、ずれたりすべったりがはっきり現れ、歩行時の関節や腰の本当の状況が分かります。また立って下肢すべてをいっぺん

に撮ると、荷重軸（線）のズレが分かります。曲がったつなぎ目に力を加えれば、さらに折れ曲がるということです。

⑶透視（レントゲンテレビ）

レントゲンの一種にレントゲンテレビ（透視）というのがあります。

私ども整形外科医は、手術の際に、この透視画像を見ながら手術をします。見たいところを間に入れてスイッチを押すと、間にあるもののレントゲン画像が、動画のようにリアルタイムで、動いている様子がそのままテレビ画面（モニター）に映し出されるのです。

腰では何カ所も異常があるとき、どこが痛みの原因なのかが分からないことがあります。どこを手術すれば治るのかを確認するため、迷ったときは神経根《しんけいこん》ブロックが必要です。

手術する予定の神経に透視下麻酔注射（ブロック）をし、痛みが取れれば、その神経の圧迫を取れば痛みはなくなることが分かり、痛みが取れなければ、その神経は痛みの原因ではないことが分かります。痛みの原因ではない場所を手術しても痛みが取れないのは当然のことです。

(4) 造影レントゲン（関節造影、脊髄造影［ミエロ］）

写したい閉鎖空間（関節や脊髄）に造影剤を注射してレントゲンやＣＴを撮る方法です。関節造影では関節の中の状況や、軟骨の有無がわかります。ミエロでは、動きにより脊髄の圧迫がどう変わるかが分かります。すべり症はミエロが有効です。ＭＲＩ結果のダブルチェックになります。

逆にＭＲＩが出現してから、関節造影はほとんど行われなくなりました。ミエロも省略することのほうが多くなりました。造影レントゲンは直後にＣＴを撮りますが、造影ＣＴ、ＣＴミエロ（ＣＴＭ）は情報量が多く有用です。

2 ＣＴ

切らずに自由自在に断面像を作れる

骨の立体像を作れる

放射線なので、基本的には骨の評価です。骨折を実際に割れた状態の立体像として映し出し、どこからでも回転して自由に見ることができますし、断面像も自由自在です。

骨の変形や骨の溶けた穴、遊離骨片、骨棘《こつきょく》などがよく分かるため、変形性腰椎症、変形性股関節症、変形性ひざ関節症の評価に適していますが、寝転んで撮影するので軟骨が完全にすり減っていても、すり減っていない場合と同じように間が空いて映ります。

加重するとＯ脚に曲がるひざは、ＣＴでは寝て撮るので真っすぐに映ってしまいますし、立位や前屈でずれるすべり症も、寝転んで撮るのでズレが軽く映ってしまいます。これはＭＲＩでも一緒です。

かつてのＣＴと違って、ヘリカルＣＴであれば数分で撮影は終わりますし、被爆量も極めて少なく、画像も鮮明です。

分離症を疑う場合はＣＴです（超初期はＭＲＩ）。10代の運動選手の腰痛はＣＴが必須です。骨折の際に骨が付いたかどうかの評価にもＣＴは極めて有効です。

3 ＭＲＩ

軟部や液体を映す検査
椎間板、脊髄《せきずい》、軟骨、半月板《はんげつばん》、靭帯《じんたい》を映す

椎間板ヘルニア、脊柱管狭窄症、骨壊死《こつえし》、大腿骨頭壊死《だいたいこっとうえし》などを証明する検査がＭＲＩです。痛みが強いときは、ヘルニアや狭窄症など腰の神経の圧迫の有無を知るためにすぐにでもやりたい検査ですが、１カ月以上予約が取れない病院が多いようです。

まずはＭＲＩがあるかどうか確認をしてから病院にかかってください。ＭＲＩのない病院では、ひざや腰の手術をしていないと思ったほうがよいでしょう。腰痛、坐骨神経痛では原因と程度を調べるためにＭＲＩが必須です。すぐにＭＲＩ検査ができるところが良いでしょう。

ＭＲＩは患者さんに狭いトンネルに入ってもらい、磁石の力で画像を作ります。被爆はゼロですが、音がうるさく、工事現場の狭い土管に入ってかくれんぼで20分じっとしているような感じです。狭くて圧迫感があり恐怖心が出てしまうので、最初から目にタオルを

かけたり、目をつぶったままにすると耐えられる人が多いです。閉所恐怖症の方は原則できません。

また、ペースメーカーが入っている人はできませんし、チタン以外の金属が入っている人も、熱を持ったり、ずれたりするためできません。人工ひざ関節や人工股関節、腰を金属を使って固める手術（ＰＬＦ《ピーエルエフ》やＰＬＩＦ《プリフ》）のような金具はＭＲＩができます。

ＭＲＩでないと分からないもの

脊柱管狭窄症、椎間板ヘルニア、骨壊死、骨頭壊死、靭帯断裂、半月板断裂、脊髄腫瘍、感染、ガンの転移、ごく軽度の圧迫骨折、ヒビは、ＭＲＩでないと診断が困難な場合があります。

レントゲンだけでヘルニアや狭窄症と診断することはできません。腰の神経の圧迫があるのかないのか、どこにどの程度の圧迫があるのかなど、ＭＲＩでないと分かりません。異常と程度が分からないと治療もできませんので、精密検査と言えばＭＲＩです。

ＭＲＩは通常大きめの病院にあり、機種の性能により画像の鮮明さも、ピンぼけの写真と一眼レフカメラくらい違います。

何が手術になり、どれが手術にならないのか？

検査をした結果、何が手術になり、何が手術にならないのか、どうなっていると手術が必要なのかについてお話ししましょう。

基本的に、(1)検査の異常だけでは手術になりません。(2)症状だけでも手術になりません。(3)検査の異常とそれによる症状が揃って、初めて手術の可能性が生まれるのです。

さらに、保存療法では治らないという条件が付きます。重症でないときは、保存療法をしても強い症状が治らない場合や、いったん治ってもぶり返す場合に限ります。

手術を必要とする画像検査異常

①軟骨のすり減り！　立って撮って、骨と骨の間がないとき

立って撮って、骨と骨の間がないとき、骨と骨が当たっているときは、軟骨が削れて骨が露出しています。骨と骨どうしが直接接するだけで痛みを生じ、さらに体重を掛けて動

かし続けるわけですから、骨もどんどん削れていきます。

結局、露出した骨は覆わないと痛みが取れないし、削れて曲がった関節も手術で真っすぐにするしか方法がありません。薬や注射、筋トレやサプリメントでは痛みを少し軽くすることはできますが、根本的には手術しない限り治らないのです。

　これは虫歯と同じ理屈だし、治療も虫歯と同じで悪いところを削り、覆ってかぶせて貼るしかないのです。放置したり様子を見たりしていると悪化して削れ過ぎて骨がなくなったり、下手をすると歩けなくなってしまうこともあります。

　変形性ひざ関節症、変形性股関節症、変形性脊椎症、関節リウマチなどが、これに当たります。ひざや股関節の治療は人工関節、腰では骨と骨の間に金属を挟《はさ》む後方進入椎体間固定術（ＰＬＩＦ）がこれに当たります。これらの手術により、変形も治るし痛みも軽くなるし、手術後しっかりとリハビリをすれば一生自分の足で歩行していられます。

②神経や脊髄が圧迫されているとき

　神経や脊髄が圧迫されると神経痛、しびれ、間欠《かんけつ》跛行《はこう》を生じます。神経の圧迫を取らないと痛みやしびれは取れないし、徐々に悪化して下手をするとマヒが出ます。

神経が死んでしまったら、現時点では何をしても、マヒは治りません。また手術が成功し神経の圧迫が取れても、神経が傷んでいると、しびれや陰部《いんぶ》症状（膀胱直腸障害といいます）は残ってしまいます。

椎間板ヘルニアや脊柱管狭窄症による坐骨神経痛、間欠跛行などでは腰の神経が圧迫されており、ＭＲＩ検査で確認したのち、症状が強ければ神経の圧迫を取り除く手術が必要です。

ドアや引き出しで指が潰されている場合、痛み止めを飲んで痛みが軽くなったとしても治ることはありません。強い圧迫で痛みやしびれが出ているのであれば、圧迫を取らなければ痛みやしびれは治りません。指輪がきつくなり食い込んでしびれや痛みが出たとき、

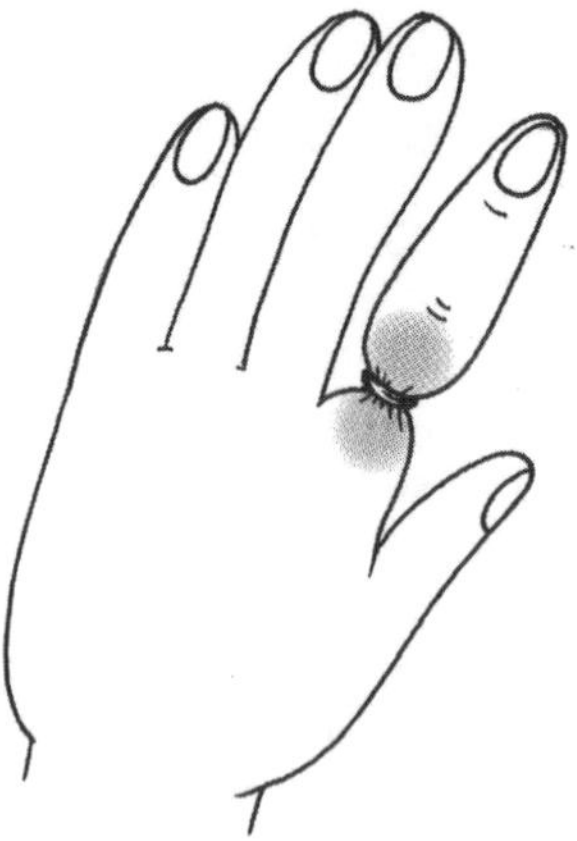

めり込んだきつい指輪を取り除き
圧迫をなくすことが、本当の治療

痛み止めを飲んでもなんの解決にもならないのと同じです。指がダメになる前に食い込んだ指輪を切って取り除かないと、しびれや痛みやマヒなど、後遺症がどんどん増えるだけだし、圧迫がひどくなればなるほど、取り除くのが難しく危険になるだけです。

話はそれますが、ほかに神経の圧迫で手術が必要になるものとしては、手首で正中神経が圧迫され、親指、人差し指、中指の手のひら側がしびれる手根管症候群、ひじで尺骨神経が圧迫されて手の小指側がしびれる肘部管症候群などがあります。

圧迫を神経に限らなければ、腱鞘炎の一種で、親指の腱が圧迫されて親指を動かすと手首の親指側が痛くなるドケルバン症候群、さらには、やはり腱鞘炎の一種で指を曲げ伸ばしするときに手のひらの先のほうで腱が引っかかり、ガクンと外れて痛みを伴うバネ指などがあります。更年期女性に多く、これらは注射などで治らない場合は手術で圧迫を取れば容易に治ります。

③関節が壊れているとき——ズレ、割れ、曲がり、ぐらつき、すべり、断裂、脱臼など

分離症、すべり症、分離すべり症、側弯症など、背骨自体が壊れているときは矯正、補強、固定術が必要です。

腰に限らなければ、関節の骨折やズレのある骨折、関節脱臼、アキレス腱断裂、ひざの前十字靭帯断裂などは手術が必要な外傷で、入院施設があり、手術をしている病院に行く必要があります。

ひざでは、曲がっているだけで荷重線がずれ、力を加えるとより曲がってしまうので、真っすぐにして、力を加えてもしっかり支えられるようにしなければいけません。

それでは、腰ひざ股関節の各論に移りましょう。

【腰】

症状は腰痛、坐骨神経痛、ギックリ腰、間欠跛行、しびれ、陰部症状

病名で言うと腰部脊柱管狭窄症（LCS《エルシーエス》）、腰椎椎間板ヘルニア（LDH《エルディーエイチ》）、すべり症、分離症、分離すべり症、変形性腰椎症、変性側弯症

構造

間に椎間板というクッションを挟み、ブロック（積み木）を積み重ねたような構造になっています。積み木には穴が開いており、脳からつながっている脊髄が入っています。脊髄は膜に包まれ、髄液《ずいえき》という水で満たされており、その中にそうめんのような見た目の神経（馬尾《ばび》）が浮いた状態で上下に真っすぐ走っています。脳からの指令を下半身に伝える電線です。

この積み木がずれていたり、傾いたり、割れたり、グラグラしたり、間のクッションがすり切れたりすると、腰

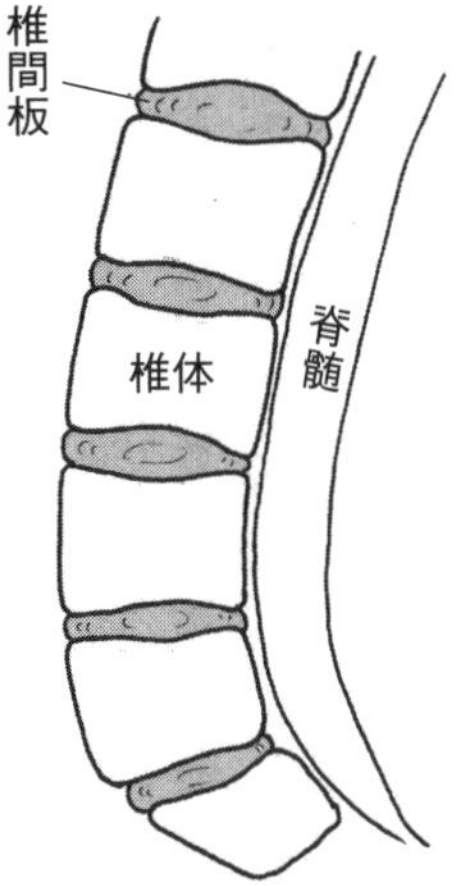

正常な腰椎　椎骨と椎間板が整然と積み重なっている

痛が出たり腰が曲がったりします。背骨が壊れた状態です。

さらに神経が潰されると、神経に障害が出ます。つまり下半身に電気が通らないことになります。すると、神経痛、しびれ、間欠跛行、マヒや、尿閉、尿もれ、便秘、失禁などの陰部症状（膀胱直腸障害）が出ます。つまり、腰が壊れたら腰痛・ギックリ腰が出て、腰の神経が潰されたら神経痛、しびれ、間欠跛行、陰部症状、マヒが出るわけです。

腰痛もギックリ腰も原因があるはず

前方の椎間板が壊れると、椎間板症（高さが減り膨隆《ぼうりゅう》する）、不安定症（ぐらつき）、すべり症（ズレ）、変形性腰椎症（軟骨のすり減り、骨の当たり）などを生じ、腰痛・ギックリ腰の原因になります。

後方由来の腰痛・ギックリ腰の原因には、腰椎分離症（骨折したまま）だとか、後方椎間関節の軟骨すり減り（変形性関節症）があります。

前後、両者の異常が混在、合併している場合が多いかもしれません。例えば椎間板が傷んでぐらつけば、後方の椎間関節に必ず負担が掛かります。

脊柱管狭窄症《せきちゅうかんきょうさくしょう》（腰ひざ股関節シンドロームの主役）

腰痛はない、あるいはあっても軽く、足のしびれや痛みで長く歩けない！（間欠跛行）

典型的な症状、MRIが診断に必要

年とともに前方の椎間板や後方の椎間関節の軟骨がすり減り、変形し、靭帯も分厚くなって、脊髄を守るはずのパイプ状の脊柱管が砂時計のように狭くなり、腰の神経が圧迫される病気です。椎間板が潰れ、軟骨がすり減り、関節が変形する、経年劣化、老化現象であり、年を取るほど患者さんは増えます。

初期症状としては、腰痛はないか、あっても軽く、座っていると症状はほとんどありません。歩くと足がしびれ、痛み、疲れ、休みたくなる、足が前に出なくなるといった症状が出ます。腰を曲げたり、座って休むと、すぐに痛みはなくなってまた歩けるようになります。歩いては休み、歩いては休みの繰り返しが特徴的な症状で、間欠跛行《かんけつはこう》といいます。

歩くとすぐに「疲れた、休みたい」と言うし、足が前に出ないので歩くのが遅く、老化

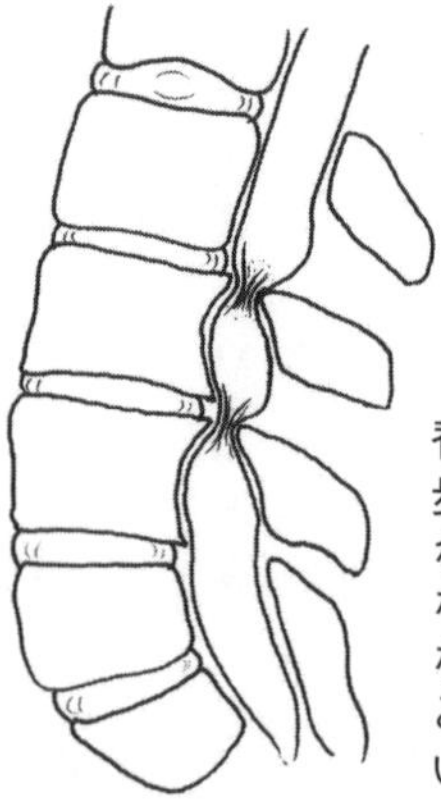

脊柱管狭窄症
歩くと下肢に痛みやしびれが出て、長く歩けなくなる（家にいると症状はない）。高齢者はほとんどこうなっているが、気づいていないことが多い

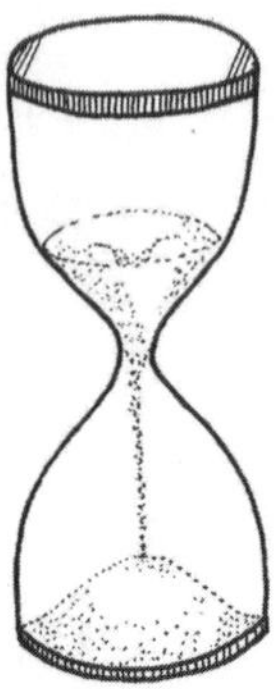

脊柱管狭窄症
神経を守るはずのパイプが変形して潰れ、神経を痛めつけている

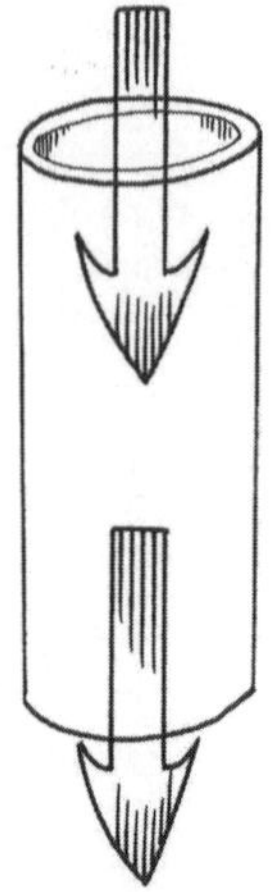

正常な脊柱管
下半身に行く神経を守っている

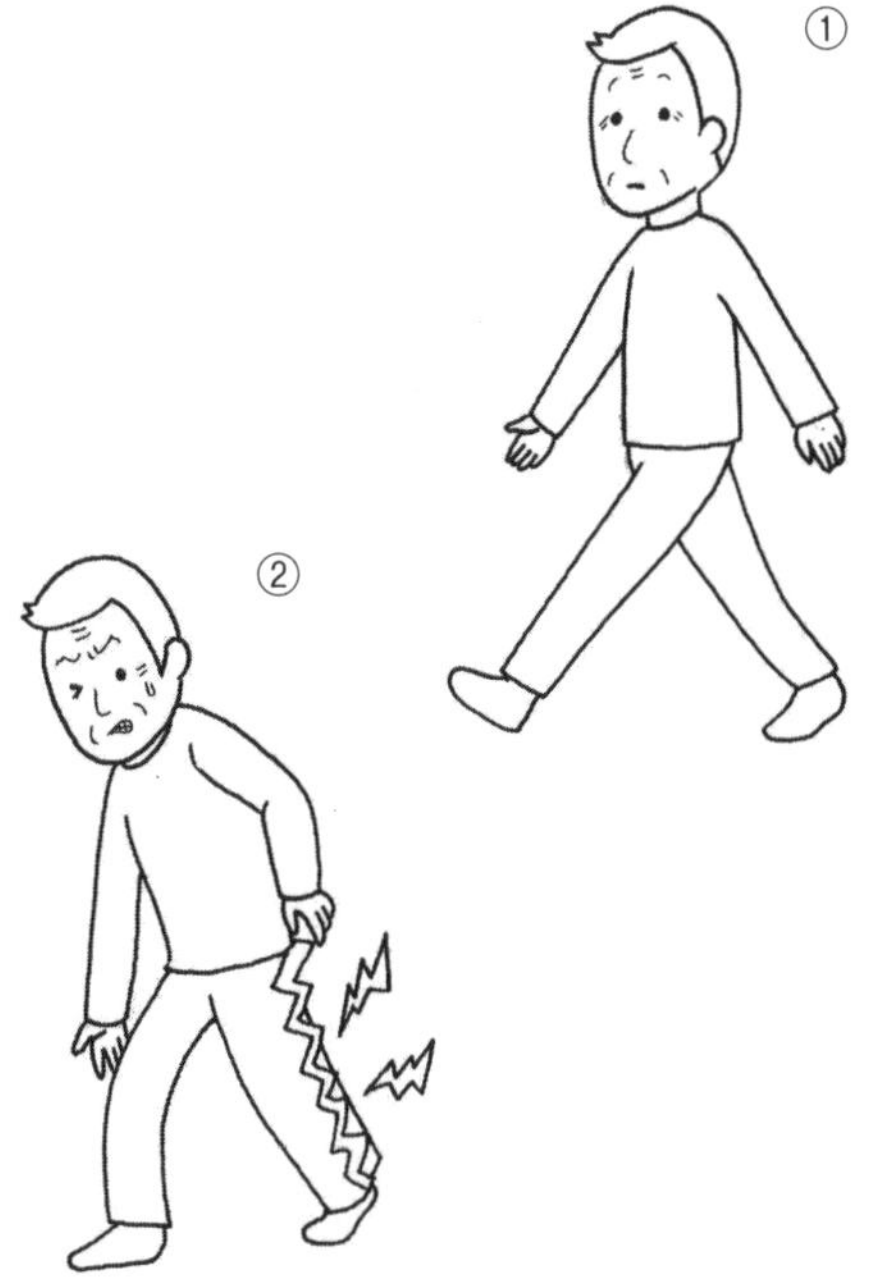

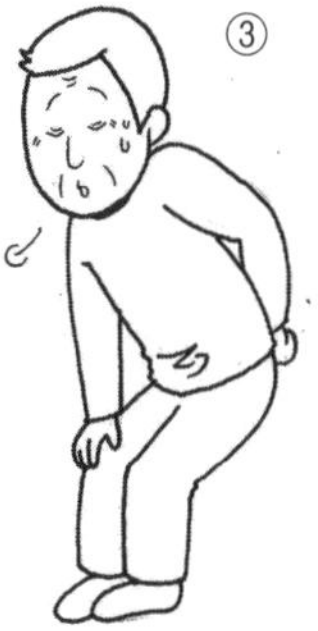

間欠《かんけつ》跛《は》行《こう》
脊柱管狭窄症の人は、①歩く、②坐骨神経痛（しびれ、痛み、脱力、疲れ）が出る、③休むと治る、を繰り返す。歩かないと症状が出ない。また、腰を曲げると症状が出にくい。歩く距離がどんどん減る。
自転車や杖、シルバーカーを使っているときは症状が出にくく気づきにくいによる衰え扱いされてしまいます。バス旅行、家族での買い物などに、ついて行けなくなり、一人取り残されてお留守番をせざるを得なくなります。

腰を曲げていると楽で、自転車では症状が出ず、買い物カートや杖、シルバーカーだと長く歩けますが、やがて腰は曲がったまま伸びなくなってしまいます。腰が曲がり、つかまりながらヨタヨタと歩き、歩くとしびれ、坐骨神経痛が出現し、足が出なくなり、最終的には痛くて歩けなくなったり、マヒで足が動かなくなったり、陰部マヒで尿が出づらくなったり漏れたりすることになってしまうのです。

ＭＲＩを撮らない限り正確な診断はされませんが、わざわざ、混んでいて何日もかかる大きい病院に、家族が休みを取ってまで、ＭＲＩ検査を受けに行くのは面倒であり大変な労力で、なかなか重い腰は上がりません。

痛み、マヒが出て歩けなくなってしまう

腰を手術する医者はどこにでもいるわけではないので、しっかりと探す必要があります。

また腰の手術は、治るどころか、かえって悪くなったり、寝たきりになると信じている人

もいて、手術を希望する人は多くはおりません。その結果適切な治療を受けずに重症化してしまうこともあります。

薬やブロック注射、サプリメントや運動では、症状が軽くなることもありますが、神経の圧迫自体は基本的には治りません。圧迫を取ることこそが、本当の意味での治療であるはずです。

しかし、腰の手術となると、「寝たきりになるから止めろ」と周りの人から猛反対されます。手術が必要な状態でも、「この年で今さら手術なんて！」「シルバーカーでなんとか歩けるから大丈夫」と根本的治療を希望しない高齢患者さんも多く、なかには、手術に対し最悪のイメージを持っているようで「手術だけは絶対イヤ」と言う人もたくさんいます。

大腿骨頸部を骨折すると激痛を伴い、手術しないと痛みも取れないし、車椅子に乗ることも歩くこともできないので、体力がない人でない限り、どんなに高齢でも手術（観血的整復固定術、または人工骨頭）をするのが普通ですが、家族に「手術が必要です」と説明すると「手術なんてかわいそうなこと、絶対にできない！」と拒否されたことがあるくらい手術は最悪のイメージのようです。

脊柱管狭窄症を放置し、つかまってやっと歩いていて、転倒して骨折して、骨折の手術だけをして、腰痛、坐骨神経痛が残るくらいなら、骨折する前に悪い腰を治したほうがよほど良いでしょう。一度治してしまえば、腰痛も坐骨神経痛もなく一生歩いていられ、転倒しなくなれば、骨折の手術をする必要もなくなるのです。

ただし、合併症や全身状態、年齢によっては手術ができないこともあり、高齢になればなるほど、体力、免疫力《めんえき》、気力が落ち、心肺の合併症が出やすくなるので、高齢になって異常が出たら、安全に治せるうちに治しておいたほうが良いでしょう。

椎間孔《ついかんこう》狭窄で神経根《しんけいこん》が圧迫され坐骨神経痛が生じる

椎間板がすり切れ、骨と骨が直接当たると腰痛を生じます。さらに、椎間孔《ついかんこう》（神経が背骨から出ていく横穴）が狭くなり、脊髄から左右に出ていく神経根が潰されると、お尻からすね、足にかけてのしびれ、痛み、マヒなどの神経根症状（坐骨神経痛）が出ます。

椎間孔狭窄はあまり聞いたことがないと思いますが、見逃されやすく、注意を要します。椎間孔は後側方の上下の関節と椎間板の側面からできているので、椎間孔を広げるには骨と骨の間を広げ、潰れないよう間にブロックを挟み込む必要があります（ＰＬＩＦ《プリフ》）。

片方の椎間関節を取り除くＴＬＩＦ《ティーリフ》という、やはり金具を使った除圧固定術もありますが、これは、両側の椎間孔狭窄には使えません。両側の場合はＰＬＩＦが有利だと思います。ＰＬＩＦは煩雑で整形外科医の誰にでもできるわけではありませんが、椎間板を交換しないＰＬＦ《ピーエルエフ》に比べて骨のつきがほぼ間違いないので、私は同部位の再手術が少なく、腰痛も坐骨神経痛も同時に取れるＰＬＩＦを好んで行っています。

脊柱管狭窄症の原因

椎間板が傷むことがすべての始まりでしょう。

腰ひざ股関節すべてにいえることですが、悪くなる原因は、人間が二足歩行を始めたからなのです。四つん這いで丸まっていた腰を無理やり伸ばし、４本で支えていた体重を下肢２本で支えるようになったため、構造上無理があり、丸まっていたはずの背骨は立ち上がって腰が反った状態になり、そのため特に下から２番目の４／５の椎間板がどうしても壊れやすいのです。

そして長年動いていれば、軟骨も椎間板もすり減ります。すると腰痛やギックリ腰、腰曲がりを生じ、馬尾《ばび》や神経根を潰せば神経痛、しびれ、マヒ、脱力、間欠跛行が出るのです。年齢、中腰作業、運動（スポーツ）、ケガや家系的要因が発症を早めます。

手術は、①除圧術、②固定術、③除圧固定術の3パターン。以下、代表的な手術を説明します。

除圧術（椎弓《ついきゅう》切除術、開窓《かいそう》術）

骨を削って脊髄の圧迫を取る、当院では30分程度の手術です。神経を包んでいる硬膜《こうまく》が破れなければ翌日から歩行。入院は数日～2週間です。

対象疾患は脊柱管狭窄症。ただし、椎間板をそのまま残すので、徐々に悪化し再発、再手術もあり得ます。

椎間板が傷んでいる症例、分離症、分離すべり症、すべり症、変性側弯症など、背骨自体が壊れている症例は除圧だけではダメなことも多く、矯正固定術を要します。

除圧は、壊れた背骨を治す手術ではなく、あくまでも脊髄の圧迫を取り除き、神経痛を

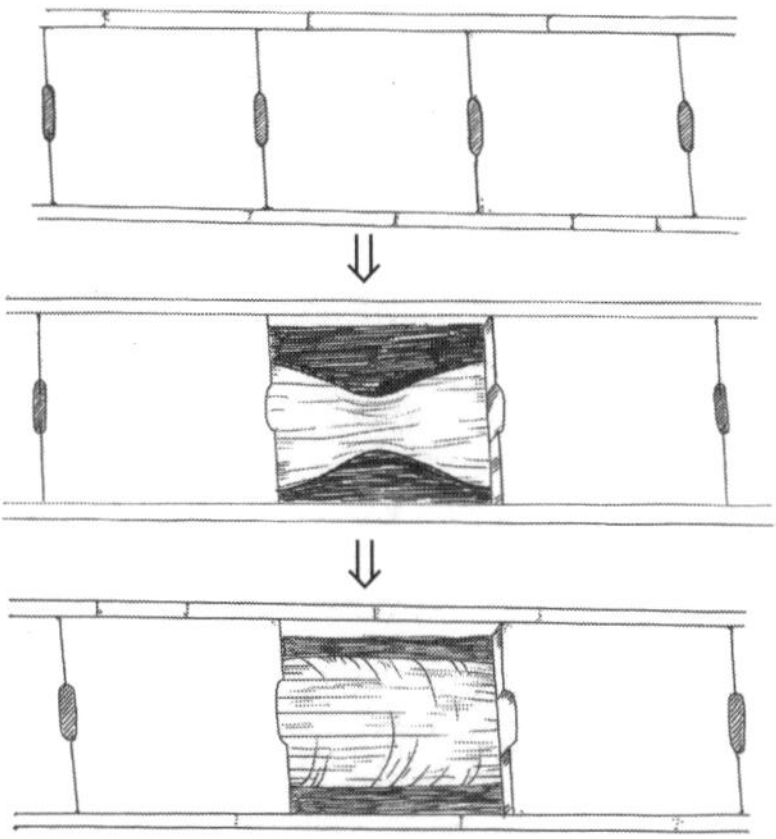

脊柱管狭窄症の後方除圧術（開窓術）
骨髄を周囲から圧迫している骨や肥厚した靭帯を削る。側溝掃除にたとえると、（上）側溝のふたを開け、（中）たまった泥をさらい、（下）流れをよくする

なくす手術なのです。繰り返すギックリ腰や治らない腰痛は固定術を併用する必要があります。また椎間孔狭窄でも、神経根の圧迫は除圧では取れないため、固定術（ＰＬＩＦ）をしないと神経痛が残ります。

　除圧は腰の手術の中では最もスタンダードな手術です。内視鏡で短期入院で行うところもありますが、保険が利くところと利かないところがありますので、事前によく調べてください。ネットには保険が利かない医療機関の情報が多く出てきますので、注意して見てください。

内視鏡を使わない手術をしているところはたくさんあります。内視鏡は技術的に困難ですが、入院期間が短い利点があります。従来の開窓術は技術的により容易で、入院期間は多少長くなりますが、合併症・リスク・再手術が少なく、手術結果は内視鏡と同等か、時にはそれ以上です。

脊椎固定術（ＬＩＦ《リフ》）

壊れた脊柱を金具で固定し、骨移植をする手術です。

脊柱管を広げるか広げないか（除圧）、傷んだ椎間板を人工のものに換えるか換えないか、進入経路が後ろからか斜め後ろからか、または横からかなどの組み合わせで、いくつかの種類があります。ＰＬＩＦ《プリフ》（後方から入り椎間板を人工のものに換える）、ＰＬＦ《ピーエルエフ》（後方から入り椎間板を換えない）の2つが従来法で広く行われており、成績は安定しています。

ほかに、ＴＬＩＦ《ティーリフ》、ＸＬＩＦ《エックスリフ》、ＯＬＩＦ《オーリフ》など新たな進入法が試みられています。

執刀する先生がどの固定術をしているのかも知っておくとよいと思います。私は除圧と

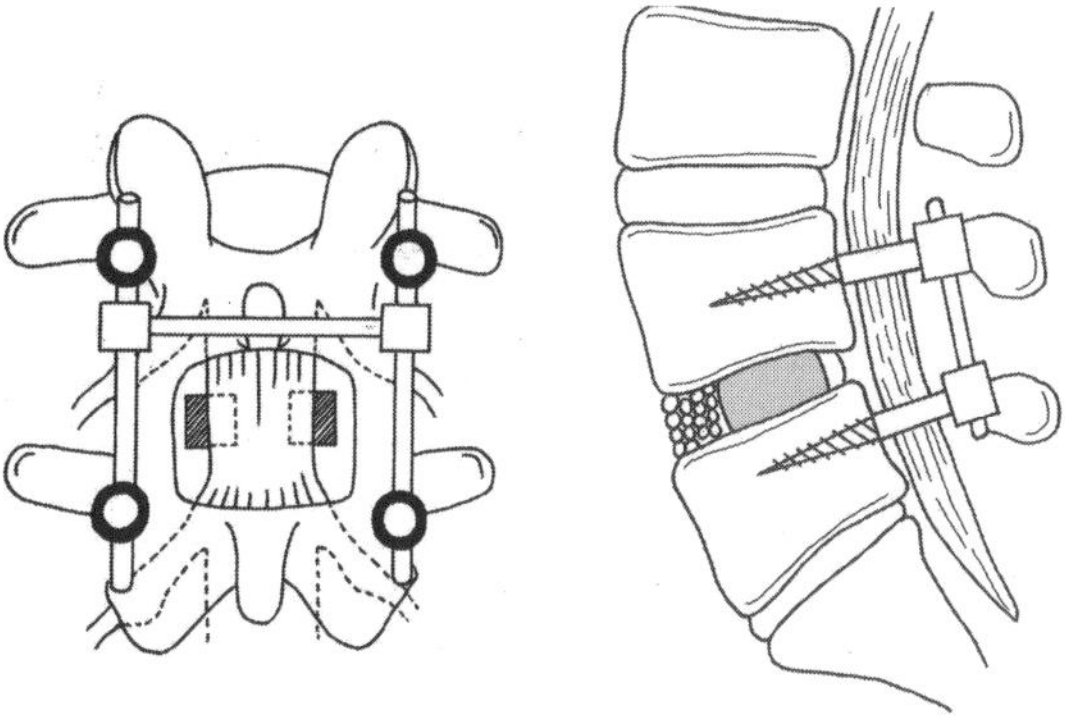

PLIF
骨髄の圧迫を削り取り、変形を戻し、人工椎間板に換えてネジを打って固定し、削った骨を間に詰め込む。骨は3〜6カ月でつく。イラストは術後の腰椎を横から見たイメージ（右）と、後方から見たイメージ（左）

固定が同時にでき、合併症も少なく、再手術も少ない、かつ腰痛と坐骨神経痛を両方取ることができるＰＬＩＦを愛用していますが、術式ごとに特徴があり、その医師が得意な方法でやるのがいちばん良いと思います。

(1)後方椎体間固定術（PLIF《プリフ》）

脊椎固定術の1つで、後方から骨を削って脊柱管を広げて脊髄の圧迫を取り、痛んだ椎間板を切除し人工のもの（チタンブロックなど）に換えます。

背骨と背骨の間を広げてブロックを挟むことにより骨と骨が当たらないように

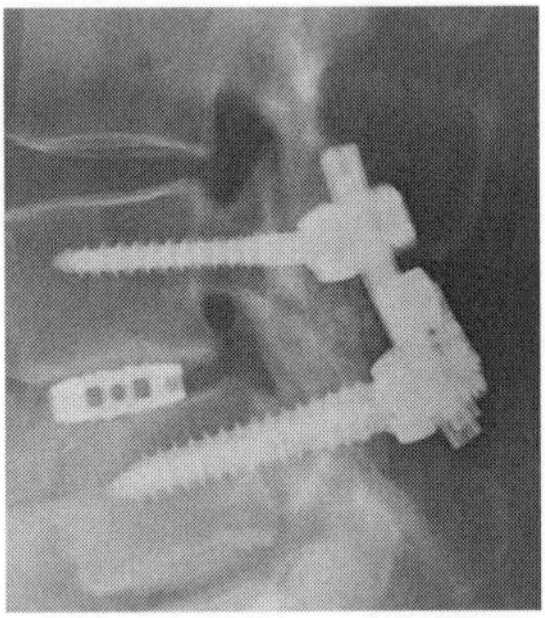

1椎間を固定したPLIFの術後レントゲン写真（側面）

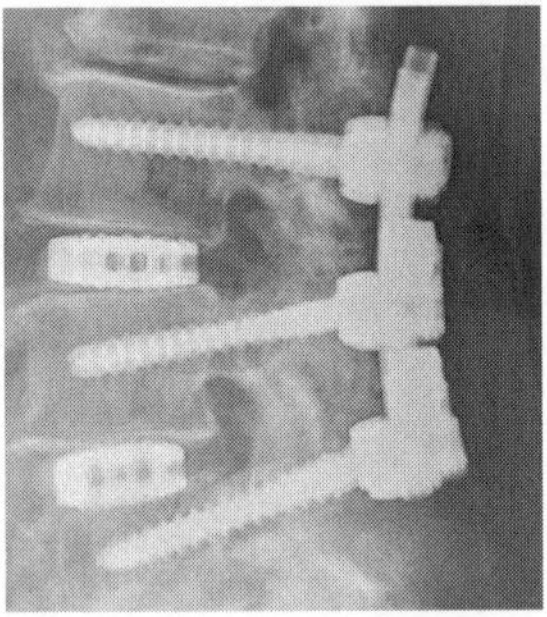

2椎間を固定したPLIFの術後レントゲン写真（側面）

し、椎間孔を広げた状態を保つことができ、神経根の圧迫を取り除きます。脊髄を避けて、両サイドから椎体にスクリューを打ち、ズレを戻して、曲がっていれば真っすぐに矯正して金具で固定します。金具だけだといつかはゆるんでしまうので、削った骨を上下の骨の間にブロックとともに詰め込みます（骨移植）。

上のレントゲンがＰＬＩＦです。手術時間は当院では1椎間で60～90分（一般的には３～４時間程度のようです）。出血量は２００ｇ～（症例によって差があります）。

神経を包んでいる硬膜が破れなければ翌日から歩行します。

コルセットをつけ、煮干しを食べ、半年くらい安静にして（日常生活は可能）、骨が付けば治療完了です。骨が付くと鉄筋コンクリートのように強固になり、同じ場所の再手術はありません。
マヒや痛み、感染、転倒なく骨さえ付けばほとんどの人が、腰痛も坐骨神経痛も取れ、満足してくれます。

使う金属はチタン製のためさびることもなく、ＭＲＩも撮れます。ゆるんだり感染したりしなければ、やせすぎで当たって痛くない限り金具を取り出す手術は不要です。

(2)腰椎後側方《こうそくほう》固定術（ＰＬＦ《ピーエルエフ》）

同様に固定術の1つであるＰＬＦは、脊柱管を広げて脊髄の圧迫を取り、金具で固定し、骨移植をします。椎間板はそのままで人工のものに換えません。除圧をしないでただ固定する場合と、除圧をして固定する場合があります。

脊髄をあまり触らないのでマヒやしびれ、硬膜損傷、大量出血が出にくく、手術時間もＰＬＩＦのおよそ3分の2（60分くらい）になります。手術の危険も50％ほど減ります。

ただし、手術になる多くの人が患っている、椎間孔狭窄で神経根の圧迫により起こる根性坐骨神経痛は、潰れた椎間板を持ち上げないと治らないので、椎間を持ち上げるＰＬＩＦでないと、坐骨神経痛が残ることがあります。また、ＰＬＦは椎間板が多少動くので、ゆるみやすく、一般的には骨の付きがＰＬＩＦより劣ります。

手術自体の安全を考えれば簡単な手術のほうが良いのですが、ＰＬＩＦのように腰の神経にも触り、椎間板の処理をしないと、大きな成果は得にくいかもしれません。神経痛が取れなかったり、骨が付かなければ結局は再手術になってしまうので、手術方法についてはよく相談する必要があります。

ＰＬＩＦやＰＬＦなどの固定術では、骨が付いて初めて治療終了となります。安静にしていると、骨は３～６カ月で付きます。

その間、次のようなことに注意してください。

術後、骨が付くまでは、適度に歩き、椅子、シャワー、ベッドでの生活が望ましいです。骨が付くまで、草むしり、土いじり、畑仕事、農作業、中腰作業、運動、肉体労働、床や畳、こたつ、ソファー、低い椅子に腰を下ろすことは禁止。リハビリも散歩も、やり過ぎると金具がゆるんだり、骨が付かないので注意してください。

骨が付いて治ってからも、中腰作業、重い物を持ち上げる作業、前屈は、手術したところの1つ上の椎間が、折れるように壊れたり、狭窄を生じる原因となりますので、できればやらないでください。ゴルフは1年経ったら許可していますが、ドライバーや打ちっ放しなど、ひねる動作をやり過ぎると1つ上の固定していないところが壊れやすいのでほどほどに。

また、尻もちも避けたいことの1つです。衝撃で固定部と固定していないつなぎ目が破壊されやすいからです。前かがみで姿勢が悪いのも、1つ上が壊れやすいです。

腰痛と坐骨神経痛は別

腰痛は背骨が壊れている、坐骨神経痛は腰の神経が潰されている

腰痛が強い場合は固定術、坐骨神経痛は除圧術

腰が壊れていれば腰を治し、腰の神経が潰されて神経痛が出ているなら、神経を圧迫している骨や椎間板、肥厚した靭帯などを取り除く手術が必要でしょう。

実際には、腰痛と坐骨神経痛が混在していることが多いので、特に骨がずれたり、ぐらぐらしている場合は除圧と矯正固定を同時にやることが多いです（ＰＬＩＦ、ＰＬＦなど）。

[図表1] 腰の手術は3種類

①除圧術 ⇒ 神経を圧迫している骨を削る
⇒再発があり、ぐらつきだしたら固定術
②固定術 ⇒壊れた背骨を金具で固定。骨移植し、
骨がつくまで半年は日常生活のみ
⇒再発なし
（ただし上の関節に負担が行く）
⇒上が壊れたら、固定術
③除圧固定術 ⇒ 除圧して、固定する

手術を受けるタイミング（年齢、症状、画像検査の重症度）

長く歩けない、スタスタと歩けない（遅い、ヨタヨタ、フラフラ）。歩くと下肢に痛み（坐骨神経痛）、しびれ、脱力が出る。足が前に出ない、足を引きずって歩く、腰が曲がった。あるいは尿閉、尿漏れなどの陰部症状、しびれの悪化などの神経症状が出たら、手術を考慮すべきです。

ただし手術は、画像上明らかな圧迫があり、症状との因果関係、つまりそこを治せば症状が取れると思われる症例に限ります。年齢、痛みの程度、病気の重症度、既往歴（持病）、家族の希望により、相談して決めるわけですが、基本的には

本人とご家族の希望どおりに治療をします。強制は一切ありませんので、安心して相談してほしいと思います。

後遺症

術後半年経って残っている神経症状は、それ以上の回復は望めません。手術がうまく行っても、しびれが新たに出たり残ったりしやすいことは、知っておいていただかなければいけません。足首が動かないなどの部分的なマヒや、痛みは多くの場合時間とともに改善しますが、残ることもあります。しびれや、長く立っていると多少腰痛が出るとか、腰が重いくらいの後遺症は残ると思っておいたほうが良いでしょう。

椎間板ヘルニア

背骨と背骨の間にある椎間板は、お菓子のグミのようなクッションで、中に柔らかい髄核があり、それを線維輪という組織が包む二重構造になっています。椎間板が傷んで、中腰などの際に外側の線維輪が破れ、中身が外に出てしまい、脊髄を圧迫し、坐骨神経痛を生じているのが椎間板ヘルニアです。

脊柱管に飛び出たヘルニアは、腰の神経を強く圧迫し、耐えられないほどの強い坐骨神経痛を生じることがあります。立てないことや、痛くて眠れないこともあります。例えるなら、指をシャーペンの芯で突き刺している感じです。

一部の人は時間とともにヘルニアが多少吸収されて症状が軽減しますが、吸収されずに

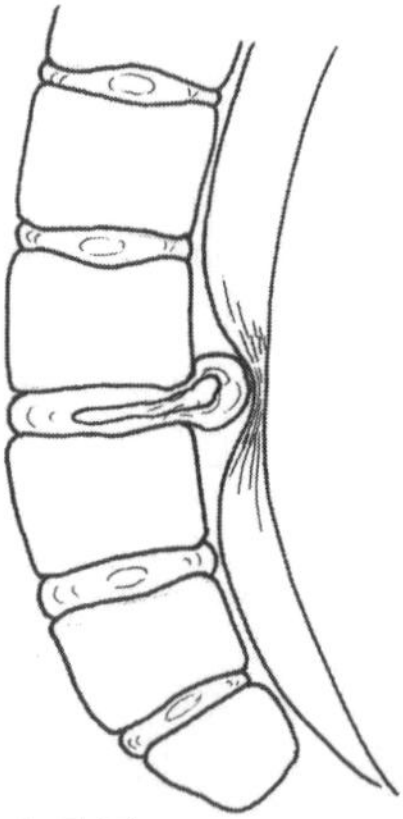

椎間板ヘルニア
椎間板の中身が飛び出て脊髄を圧迫する。1カ月で治らなければヘルニアを取る手術をしたほうがよい

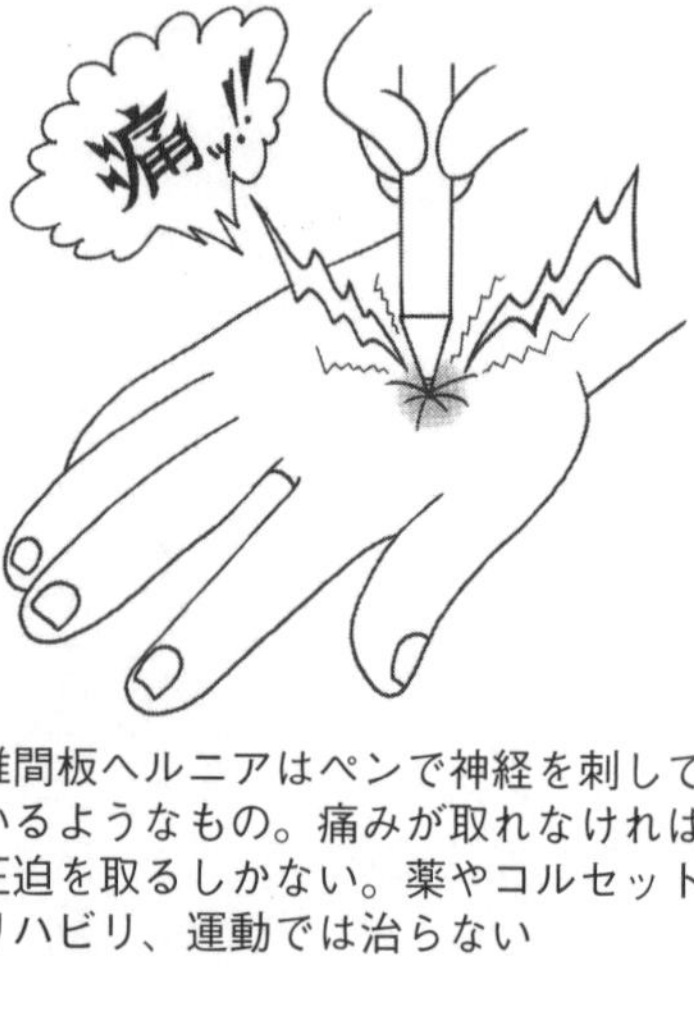

椎間板ヘルニアはペンで神経を刺しているようなもの。痛みが取れなければ圧迫を取るしかない。薬やコルセット、リハビリ、運動では治らない

そのまま症状が残存する場合もあります。

発症後1～3カ月経って症状が残っている場合は手術も考える

1～3カ月経って症状が残り、生活に支障をきたして困っているようでしたら手術でヘルニアを取り除くしかありません。

ただ、飛び出たヘルニアを取り除くだけなので、再発の可能性も十分あります。

椎間板ヘルニア摘出術

椎間板ヘルニア摘出術は、椎間板ヘルニアで激痛のある人、いつまでも治らない人、マヒが出ている人、排尿、排便障害など陰部症状のある人が対象です。

全身麻酔をかけ、うつ伏せになった患者さんの腰を2～3㎝切開し（一般的には5㎝以上）、筋肉を剥《は》がして開き、後方の骨を削って指が入る程度に広げ、黄色靭帯という膜を取り除くと、神経のある脊柱管に達します。指で神経に軽く触れると、前方に硬く突出したヘルニアに触れるので、神経の本幹（脊髄）と、そこから分かれて外に出ていく神経根

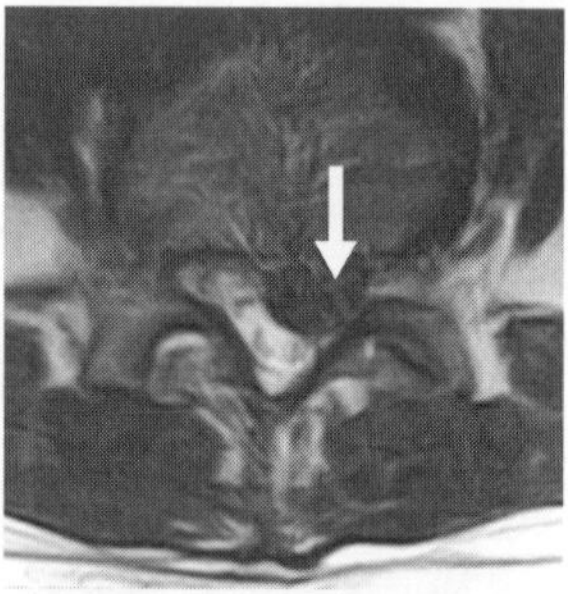

椎間板ヘルニアのMRI画像。ヘルニア（黒く映っている）が神経（白く映っている）を圧迫している

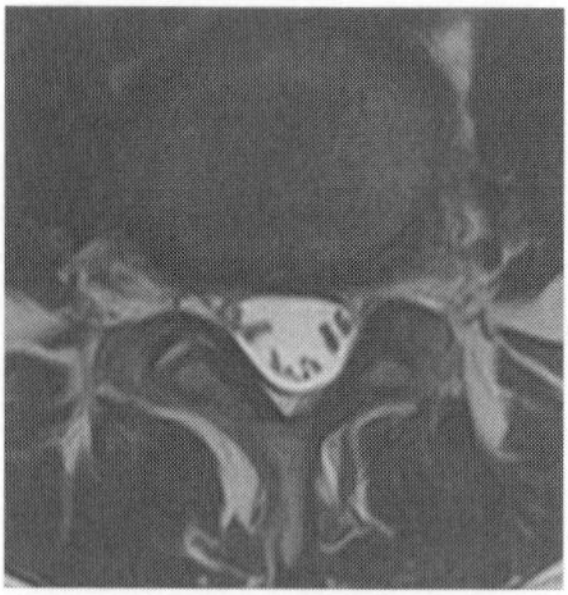

ヘルニア摘出術後。ヘルニアが除去されて脊柱管が広がり、神経への圧迫がなくなっている

を避けながら、ヘルニアを露出させ、摘出します。

神経の周りは血管が張り巡らされており、思わぬ大出血を生じることがあります。血を止めないと見えないので、手術が続けられなかったり、神経を傷める危険もありますが、通常の手術では術野が直接見えるので、止血も容易にでき問題ありません。また内視鏡下手術と異なり直視下手術では硬膜損傷がより少ないといわれています。

さらに、ヘルニアが大きいと、神経根が避けられずに苦労することがありますが、そこは経験の差が出ます。手術時間は30分くらい。次の日から痛みなく歩くことができますが、再発、再手術を予防するため、術後は数日間寝たままにしています。神経を潰しているヘルニアだけを取り除き、傷んだ椎間板はそのままなので、再発、再手術があり得ます。

　早く手術すれば劇的に痛みが取れ、しびれも残らず、ほとんど正常になることも多いですが、発症から手術までの期間が何カ月もあると、しびれが残り、癒着《ゆちゃく》で手術もかなり大変になります。

　ヘルニアを摘出する際も、新鮮なヘルニアは1カ所つかむとカニ肉のようにズルっと一塊に一発で取れますが、古いと消しゴムのように固まって周囲と一体化し、かじったところが削れるだけで、完全にすべて取れないこともあります。癒着があると、神経を剥がさなければ避けられず、神経を触ったりいじったり引っ張ったりするので、しびれが新たに出たり、硬膜が破れたり、ごくまれには神経自体を傷めるリスクもゼロとは言えません。

　痛みやマヒが残ることは、皆無ではありません。手術時間や切開の大きさなど、術者によってずいぶん変わります。

　なお、手術に至るまでブロック注射を繰り返していた人は癒着がひどく、手術がやりにくく、トラブルが増えます。最終的に手術になるのであれば、延々とブロックを続けることは要注意でしょう。何回かブロック治療を受けても治らないときは一度、腰の手術をし

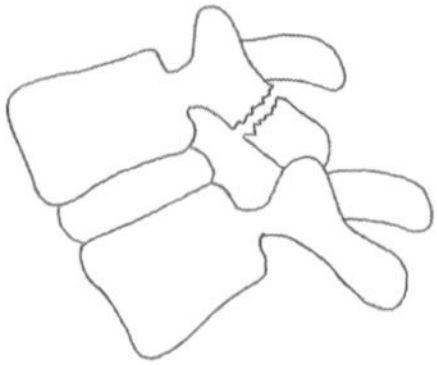

腰椎分離症
10代のスポーツ、作業で繰り返しの動きにより、金属疲労のように亀裂が入る。1回で折れるわけではないので強い痛みはない。年を取ってからギックリ腰の原因になる。痛みが取れないときは固定術（削るだけの手術では治らない）

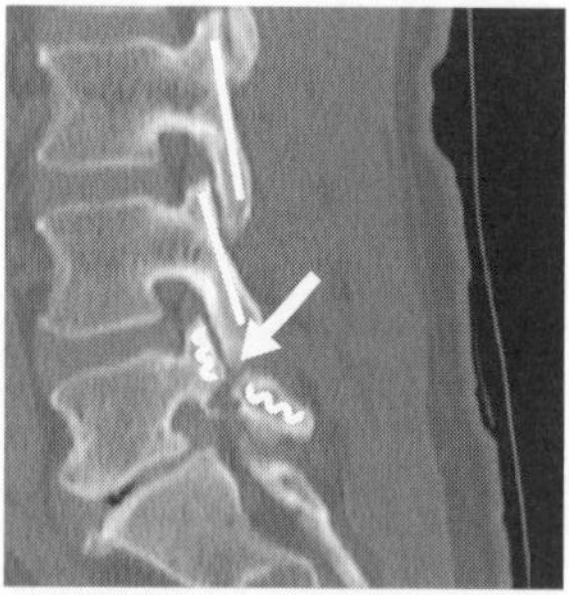

腰椎分離症のCT画像。第5腰椎の椎弓（矢印の部位）が疲労骨折し分離している

ている整形外科医に相談をすると良いと思います。

腰椎分離症

10代の骨が太く成長していない時期に、毎日の労働、スポーツで屈伸を繰り返すと、金属疲労と同様に骨疲労が生じて、腰の椎骨の後方・両サイドの椎弓という部分にヒビが入ります。これが腰椎分離症です。

特に反る運動を繰り返すとなりやすいのですが、反ると痛いだけの人もいるし、運動後腰が重い程度の人も多く、普通に生活も運動もできるので、病院に行かないで偽《ぎ》関節《かんせつ》（骨がつかない状態）になってしまう人も少なくないのです。

通常は1回で骨折するわけではないので、あ

る瞬間に激痛が出たりすることはなく、運動後の鈍痛が主訴ですが、最初はほとんど症状がないこともあります。

初期はレントゲンでも分からず、ＭＲＩ、ＣＴ（矢状段、側面像）で初めて分かります。ＭＲＩが最も鋭敏な検査とされています。

初期に発見し、コルセットをつけて運動を休んでいると骨癒合して治ります。骨折と同じです。気づかずに放置され、40代でギックリ腰を繰り返し、初めて分離症であると分かることも多く、繰り返したり、痛みが治まらなければ、固定手術（ＰＬＩＦやＰＬＦ）をするしかありません。

腰椎すべり症

腰椎すべり症は、積み重なっている腰の背骨にズレが生じるものです。椎間板が、老化やスポーツ、作業で傷み、上下の骨の連結が弱まり、斜めになった下の骨に対し、地滑りのように上の骨がずれていきます。

背骨の後方にある神経を守っている骨の穴（脊柱管）もずれるので、ギロチンのように、神経がはさまれ、一気に脊柱管狭窄症のようになり、間欠跛行や坐骨神経痛、しびれ、腰痛、ギックリ腰などの症状が現れます。

腰椎すべり症では前屈（中腰）でずれ、寝ころぶとすべりが戻るので、普通のレントゲンでは異常なしでも前屈側面のレントゲンで初めてズレを発見できることがあります。ＣＴやＭＲＩでは寝転んで撮るため、初期のすべり症ではズレが戻りすべりがなくなっていますので、神経の圧迫がないように映ってしまうこともあります。すべり症における神経の圧迫を調べるには脊髄造影（ミエロ、１泊入院要す）が有用です。

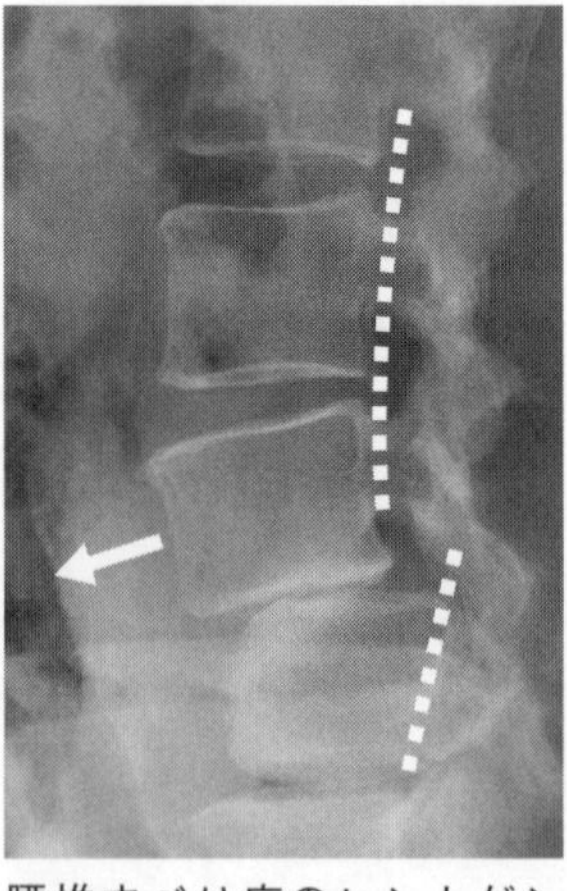
腰椎すべり症のレントゲン写真。第4、第5腰椎の椎間がずれている

薬やコルセットではズレは戻らないので、症状が強ければ最終的には手術が必要になります。地滑りが杭《くい》を打ってコンクリートで固めるような対策工事をしないと治まらないように、骨を削って神経の圧迫を取り、ネジを打ってズレを戻し

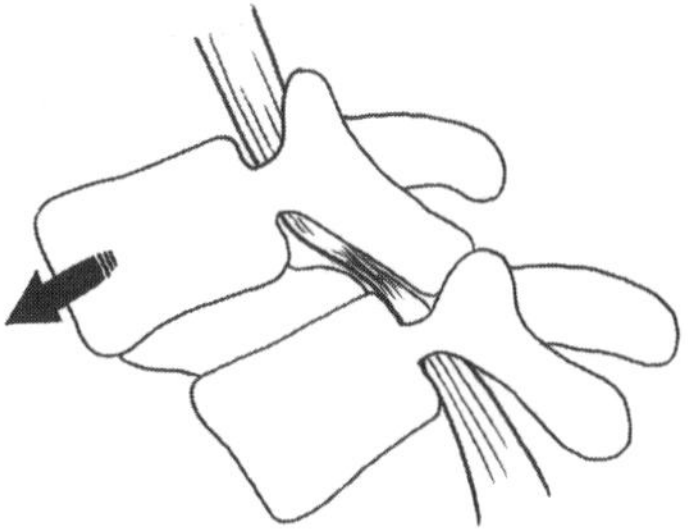

腰椎すべり症
椎間板が痛んで、地滑りのようにずれて脊髄を圧迫する。除圧固定術が必要

て固定し、削った骨を置いて、骨が付くのを待つ、ＰＬＦやＰＬＩＦなどの固定術が必要となります。

繰り返すギックリ腰や坐骨神経痛、長く歩けないなどの症状が出たり、すべりが悪化したら、手術するタイミングでしょう。神経症状がなく、腰痛がなく、間欠跛行もなければ、様子を見て、年１回検査して確認すればよいでしょう。

ズレが進行しないように、中腰作業はあまりしないほか、病院で作るダーメンコルセットを、腰痛があるとき、中腰作業時、重い物を持ち上げるとき、ゴルフやテニスのようなひねる運動の際にはつけていたほうがよいでしょう。ただし、コルセットは頼り過ぎると腹筋・背筋力低下の原因になるので、それ以外のときには外し、腹筋、背筋を鍛えましょう。

分離すべり症

分離症のなれの果てともいえるのが、分離すべり症です。

10代の運動、労働で、骨疲労により亀裂が入ったことに気づかないまま放置すると、骨がつかず分離症になります。椎骨の前後（椎体と椎弓）が連結していないので、ストッパーがなく、椎間板が傷むと容易にすべりが発症します。偽関節の不安定性により、早期に椎間板が傷んですべり症を生じるようになるのです。

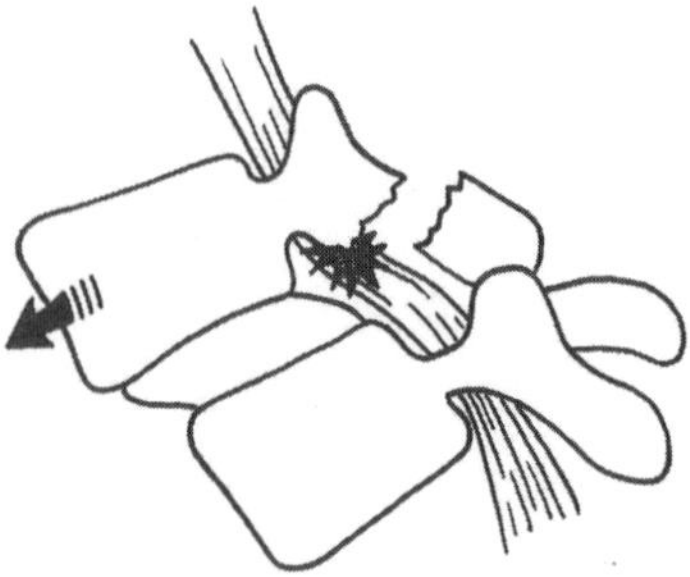

分離すべり症
分離症のなれの果て。戻して固定する手術が必要

症状、治療、手術などは、分離症やすべり症とほぼ同じです。分離した椎骨を付けるためには手術が必要になります。

しかし、ずれても脊柱管の輪が広がるだけでギロチン状態にはならないため、狭窄症にはならず、神経症状が出ないこともあります。症状がなければ、手術をする必要性はありません。症状が出る場合も、数年に1回ギックリ腰が出る程度で、日常生活はもちろん、仕事、スポーツ、作業などにはほとんど影響が出ないことが多いです。

坐骨神経痛、間欠跛行、繰り返すギックリ腰、陰部症状が出る場合や腰が曲がってきたら、手術を考慮すべきだと思います。働き盛りの人がギックリ腰を繰り返し、出世の道が断たれるとしたら、もったいないことです。

変形性脊椎症《せきついしょう》

腰の関節には、前方の椎間板と両側後方の椎間関節があります。

軟骨性のクッションである座布団のような椎間板がすり減り、骨と骨が当たるようになると腰痛を生じます。また、椎間板がすり減り上下の骨の間が狭まると、横穴の椎間孔狭窄が生じて、そこから出ていく神経根が圧迫され、坐骨神経痛を生じます。

後方の軟骨がすり減っても、ギックリ腰や腰痛の原因になりますし、後方の関節の変形により椎間孔《ついかんこう》が狭窄し神経根が圧迫されると、坐骨神経痛を生じるようになります。

腰痛が取れないとか、ギックリ腰を繰り返すとか、坐骨神経痛などの神経症状がある場合、歩行障害が出ている場合や腰が曲がってきたら、ＰＬＩＦなどの固定術を考慮する必要性があります。

変性側弯症、特発性《とくはっせい》側弯症

背骨は本来、前から見ると真っすぐですが、これが曲がることがあります。この側弯症は女性に多く、たいていは無症状ですが、腰痛の原因になります。

股関節が悪く、脚長差があると側弯症を生じます。また、女性は成長期に側弯症を生じることがあります。原因は今のところ分かっていません。脚長差による代償性（反応性、重心を保つため）の側弯症は１カ所ですが、特発性側弯症は重心を保つため、Ｓ字状のダブルカーブを生じることが多いです。

側弯症があると、年とともに椎間板がすり減り、骨棘《こつきょく》という骨のトゲができたり、骨と骨が当たるようになって、腰痛やギックリ腰を生じたり、椎間孔狭窄で坐骨神経痛を生じます。腰痛がひどい、何度もギックリ腰を繰り返す、坐骨神経痛が出るなどの場合や腰が曲がったら、ＰＬＦやＰＬＩＦのような矯正固定術を要します。

成人脊椎変形、ひどい側弯症、多椎間の胸椎腰椎側弯症などでは、成人脊椎変形の手術を専門としている大学病院などの医師にかかる必要があります。

すべり症、分離症、分離すべり症、変形性脊椎症、変性側弯症などは、背骨自体が壊れているわけです。脳や内臓を支えている1本しかない柱としての背骨が壊れていては、あまり良い影響があるとは思えませんし、ズレやすり減り、変形は進むことが多いので、ひどくならないうちに補強手術をしたほうがよいと思います。

家の大黒柱や五重の塔の心柱の付け根が腐ってずれて浮いていたらどうでしょう。傾いて倒れてからでは遅いのです。治療も予防も早いに越したことはありません。そのために、疑いがあるときは適切な検査を受けることをお勧めします。

金具で補強しただけではいつかはゆるんでしまうので、削った骨を置いて、安静に日常生活をしていると、半年もすれば骨が付き、鉄筋コンクリートのように強固になり、同じ場所の再発、再手術はなくなります。

金具で固定しただけで骨移植をしない場合は、いつかはゆるんだり折れたりして再手術

［図表２］腰の疾患と現れる症状、治療法

	腰痛	ギックリ腰	坐骨神経痛（しびれ）	間欠跛行	除圧術	固定術
脊柱管狭窄症	×〜△	×〜△	△〜◎	★	★	×〜★（再発）
椎間孔狭窄	×〜△	×〜★	★	◎	×	★
椎間板ヘルニア	○	◎	★	歩けない	★	×〜○（再発）
分離症	○	◎	△〜○	×〜△	適応外	★
すべり症	○	◎	△〜◎	◎	適応外	★
分離すべり症	○	◎	△〜○	×〜△	適応外	★
変形性脊椎症	○	◎	×〜△	×〜△	適応外	★
側弯症	○	○	×〜△	×〜△	適応外	★

（注）×〜◎で度合いを示す。★は最も特徴的な症状と必須の治療法。

になる可能性があります。また金具だけの場合には金具を抜く抜釘《ばってい》術をすることがあります。

　結局、腰の同じ部位の手術を繰り返すと、最後は除圧固定術になり、それでその場所の治療は終了することが多いのです。それなら最初から除圧固定術をすれば良いのかもしれません。

　しかし、固定術も、手術した関節の1つ上が折れるようにぐらつきやすく、狭窄しやすいので、術後治ったからといって無理をしないようにし、腰に負担が掛かることや、座っているときの姿勢などにも気を付けたほうが良いでしょう。座椅子やソファー、床、畳に座るのは、腰が曲がるのでよくありません。テーブルの椅子や正座がお勧めです。

画像検査で異常の出ない腰痛
仙腸関節《せんちょうかんせつ》痛、筋筋膜性《きんきんまくせい》腰痛、椎間関節症性《ついかんかんせつしょうせい》腰痛、上殿皮神経《じょうでんひしんけい》痛

腰痛があっても、画像検査で異常が見られないケースは、まず運動療法、ストレッチ、飲み薬、ブロック注射（局所麻酔薬）、マッサージ、コルセットなどの保存療法で対処すべきで、手術は不要です。ＭＲＩとＣＴで異常がない場合は、整形外科クリニックやペインクリニックへ行ってください。

今まで散々、腰が曲がって伸びないのはダメだと述べてきましたが、実は反り腰もダメで、骨盤が前に倒れ、背骨の後方が上下で当たり、分離症や椎間関節痛（椎間関節症性腰痛）の原因となります。

手術が不要な腰痛の中でも仙腸関節痛は診断と治療が難しく、多くの整形外科医が手を焼いています。ＡＫＡ療法という運動療法をやっている整形外科を探してかかると良いでしょう。また、仙腸関節痛は産後の腰痛の代表格で、不安定性が原因なので、どうしても治らない場合は画像などで証明できたり、確信が持てるなら、理論上は仙腸関節固定術をすれば治るはずです。

椎間関節痛がひどい場合、３ＤＣＴで関節が大きく変形しており、日常生活まで支障があるなら、ＰＬＦなどの固定術をすれば治ります。

手術不要、または手術後でも特に原因なく強い痛みが治らないとき、最後の手段としては、集学的治療といって、精神科や整形外科、リハビリ科、麻酔科がタッグを組んで痛みに取り組んでいるところが、数は少ないですがあります。

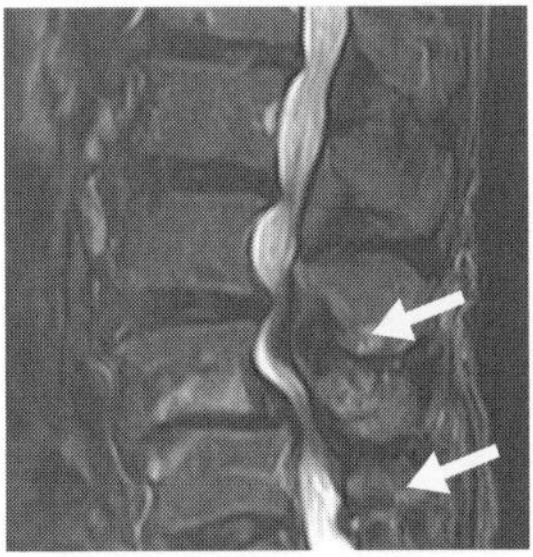

術前のMRI画像で神経への圧迫が分かる

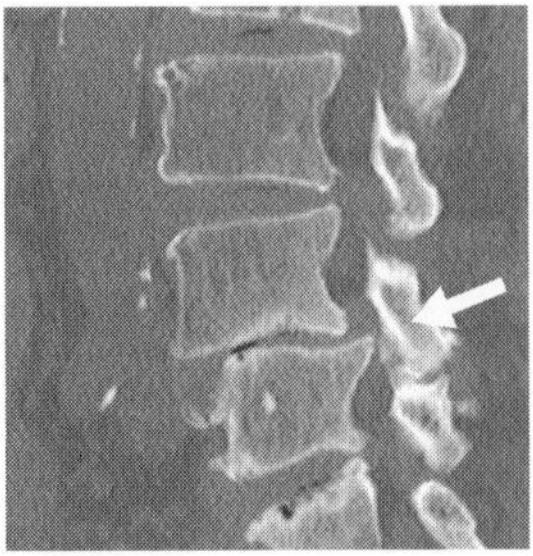

腰椎すべり症・脊柱管狭窄症の症例。術前のCT画像で第4腰椎のずれが分かる

腰椎すべり症による狭窄症

(上＝術前、左・下＝術後)

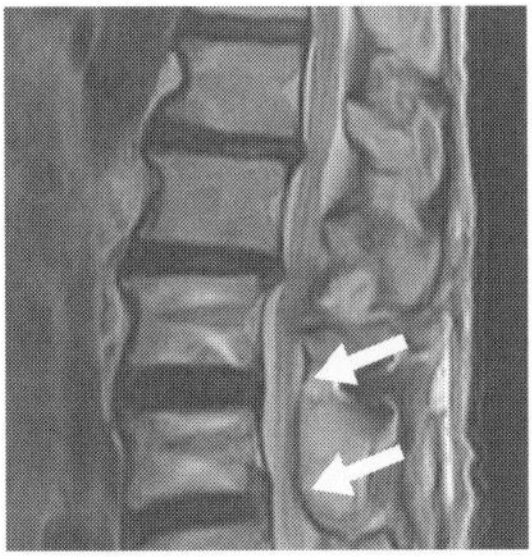

PLIF術後のMRI画像。ズレが戻り神経への圧迫が解消している

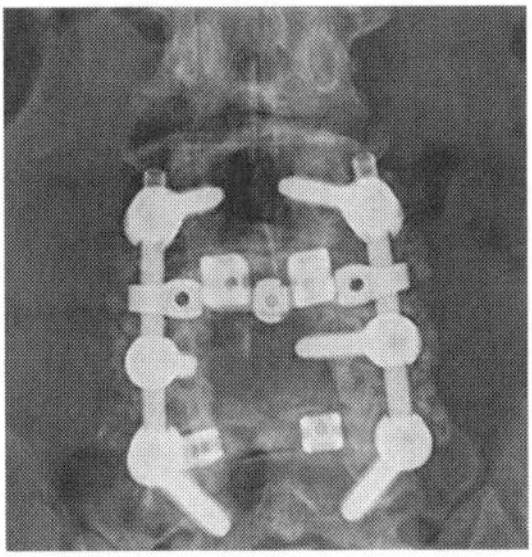

術後レントゲン写真(正面)

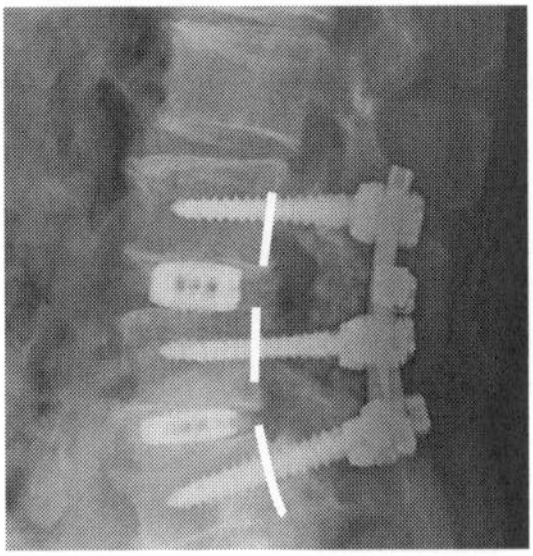

術後レントゲン写真(側面)

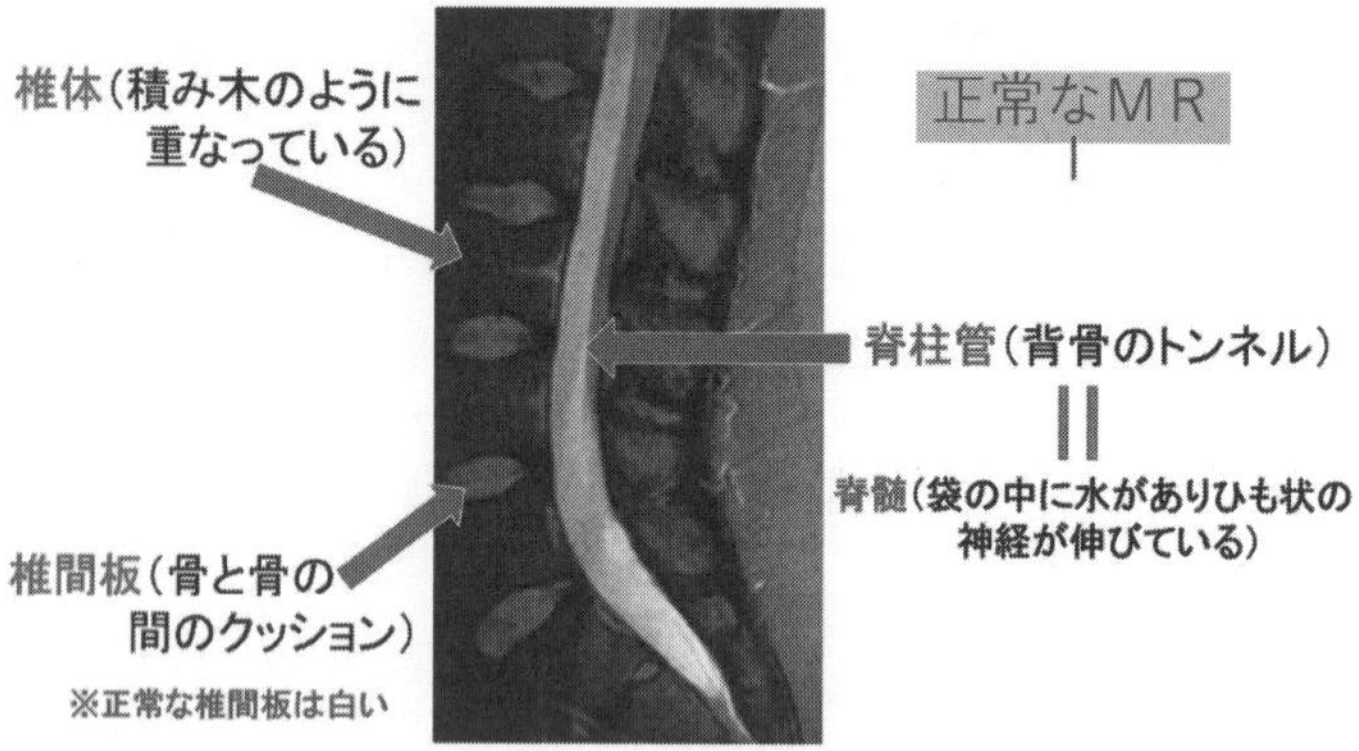
椎体（積み木のように
重なっている）
正常なＭＲ
脊柱管（背骨のトンネル）
脊髄（袋の中に水がありひも状の
神経が伸びている）
椎間板（骨と骨の
間のクッション）
※正常な椎間板は白い

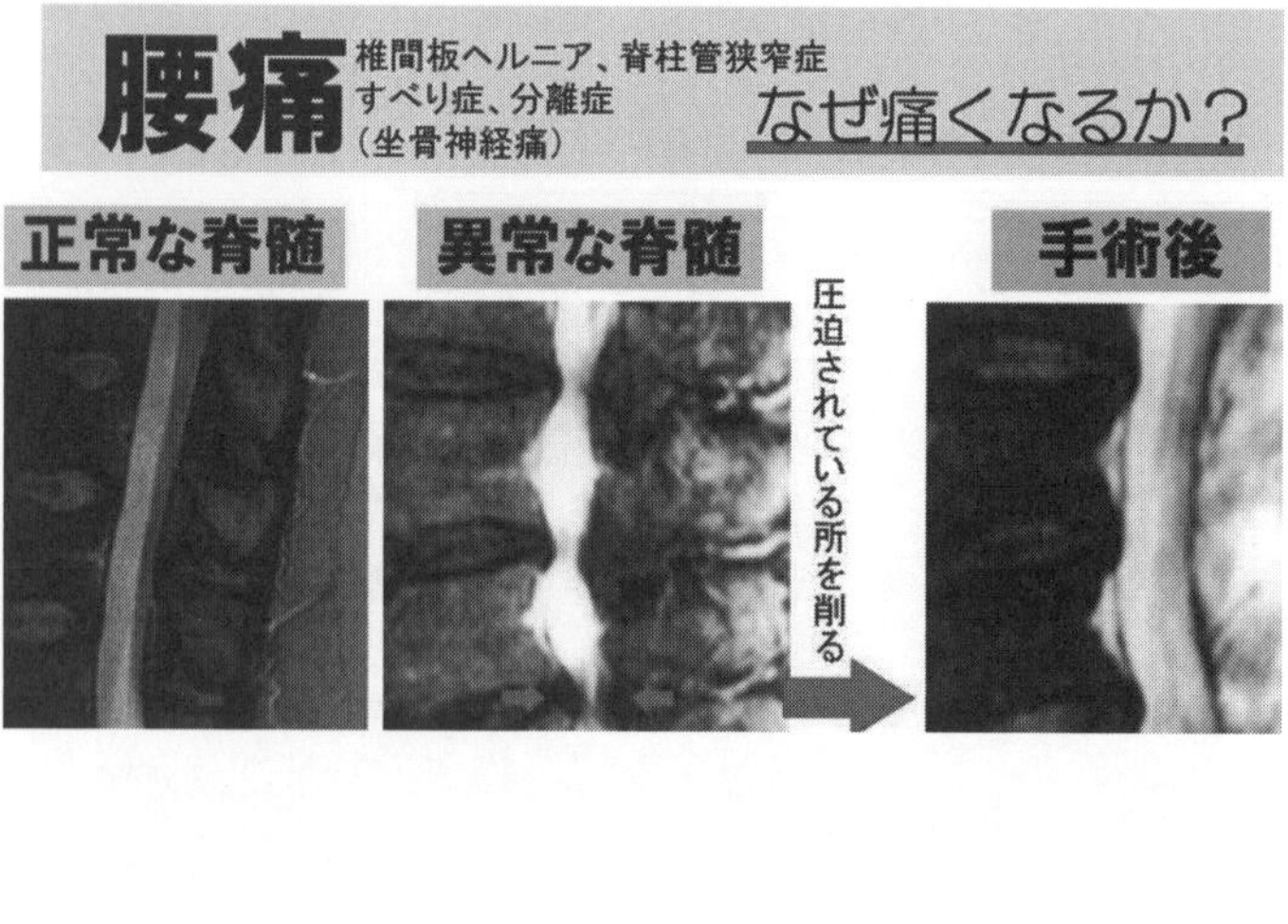
腰痛
椎間板ヘルニア、脊柱管狭窄症
すべり症、分離症
（坐骨神経痛）
なぜ痛くなるか？
正常な脊髄
異常な脊髄
手術後
圧迫されている所を削る

脊柱管狭窄症　術前

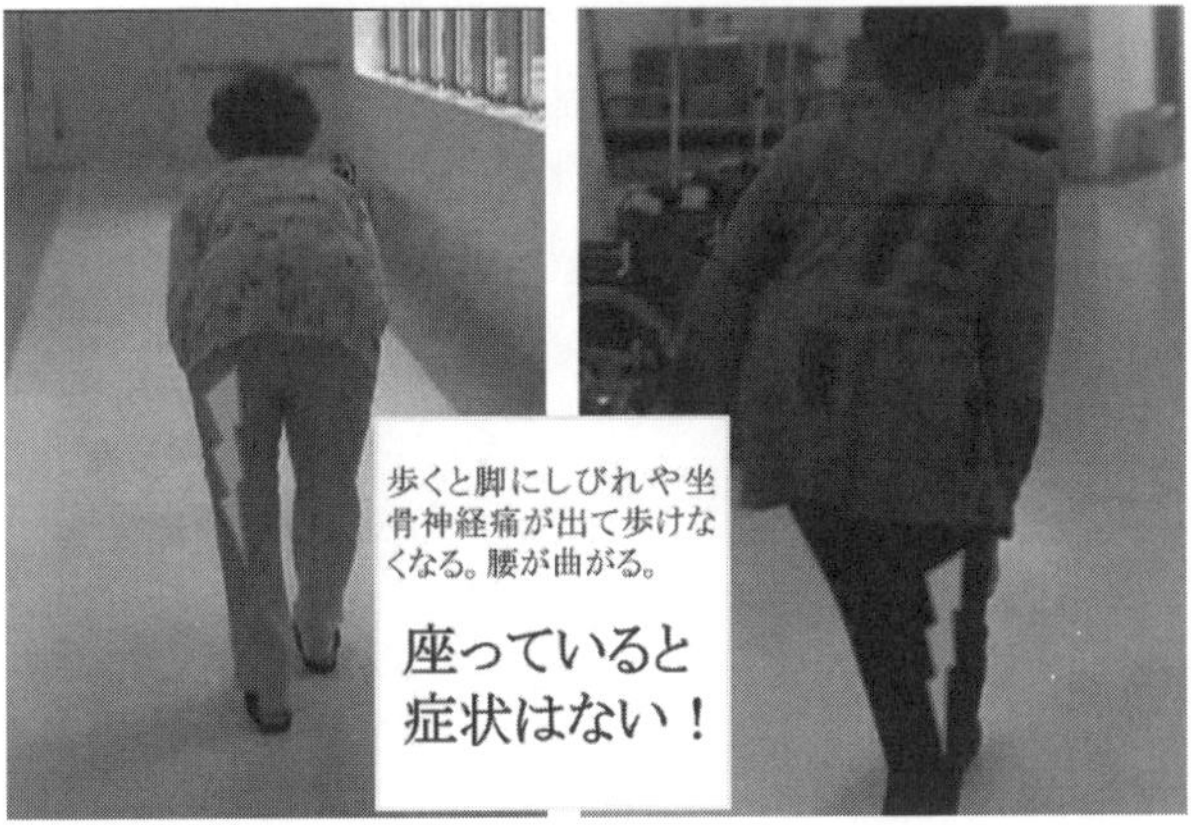

≪変形性腰椎症≫

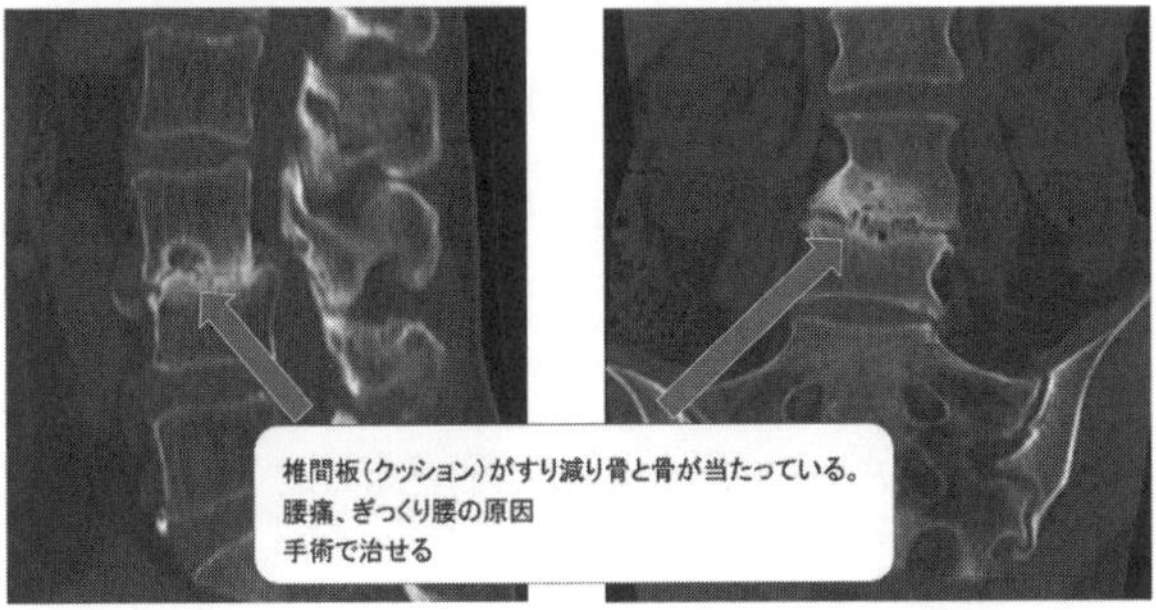

《分離症》

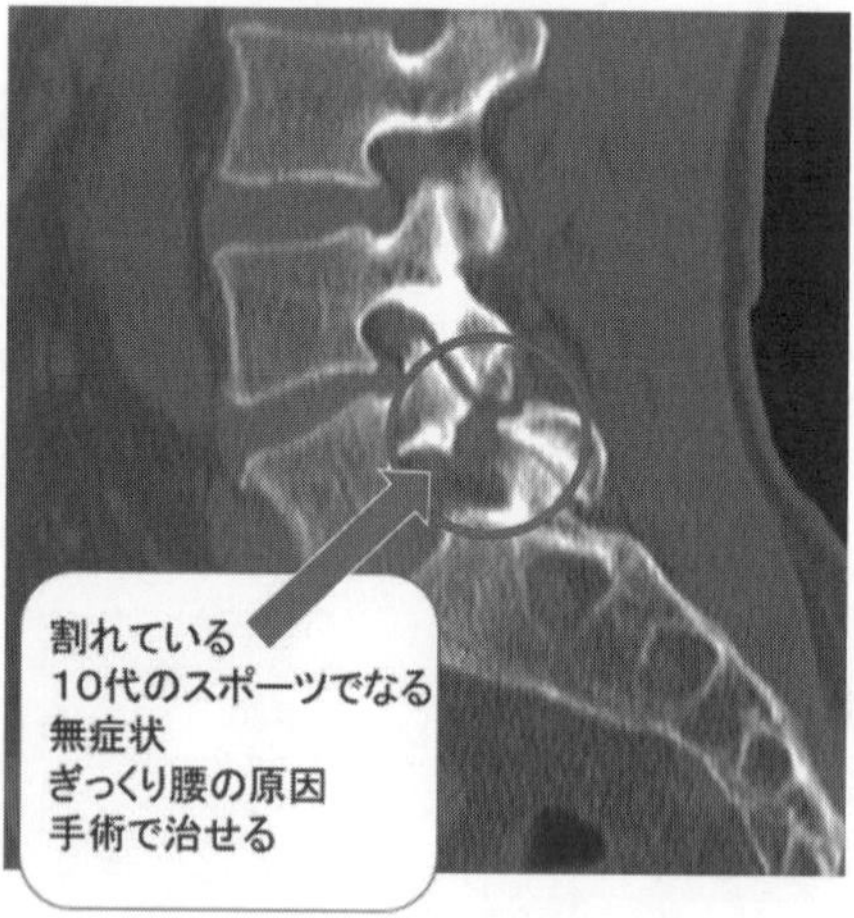
割れている
10代のスポーツでなる
無症状
ぎっくり腰の原因
手術で治せる

《すべり症》

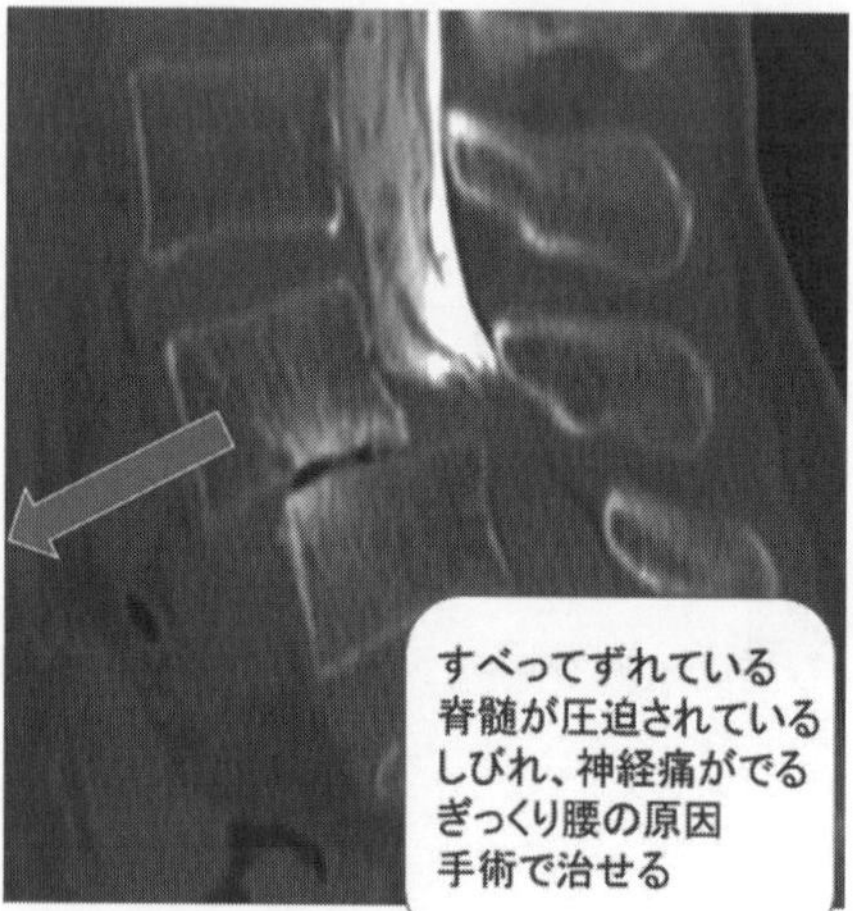
すべってずれている
脊髄が圧迫されている
しびれ、神経痛がでる
ぎっくり腰の原因
手術で治せる

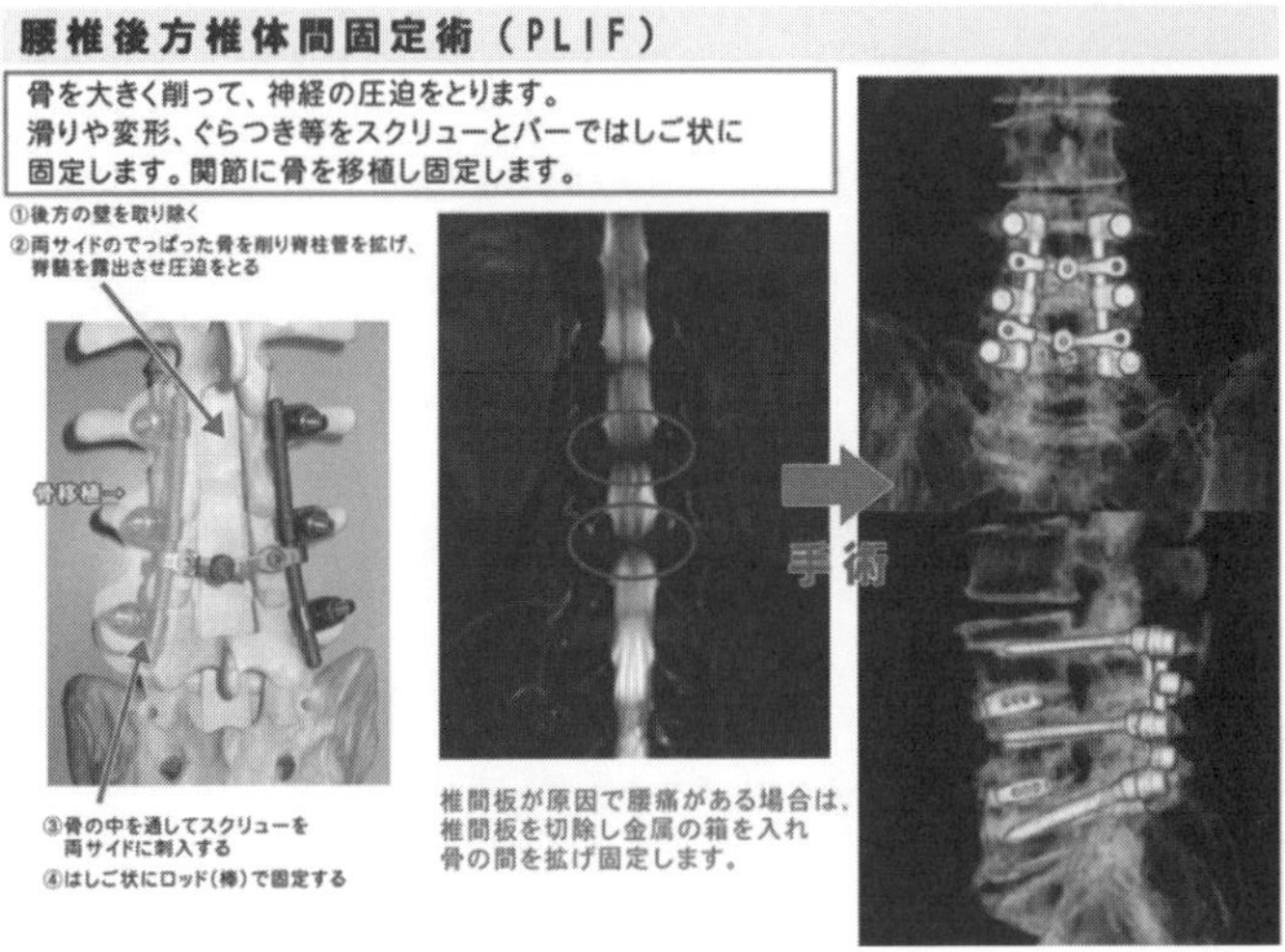

術前CT　　術後レントゲン

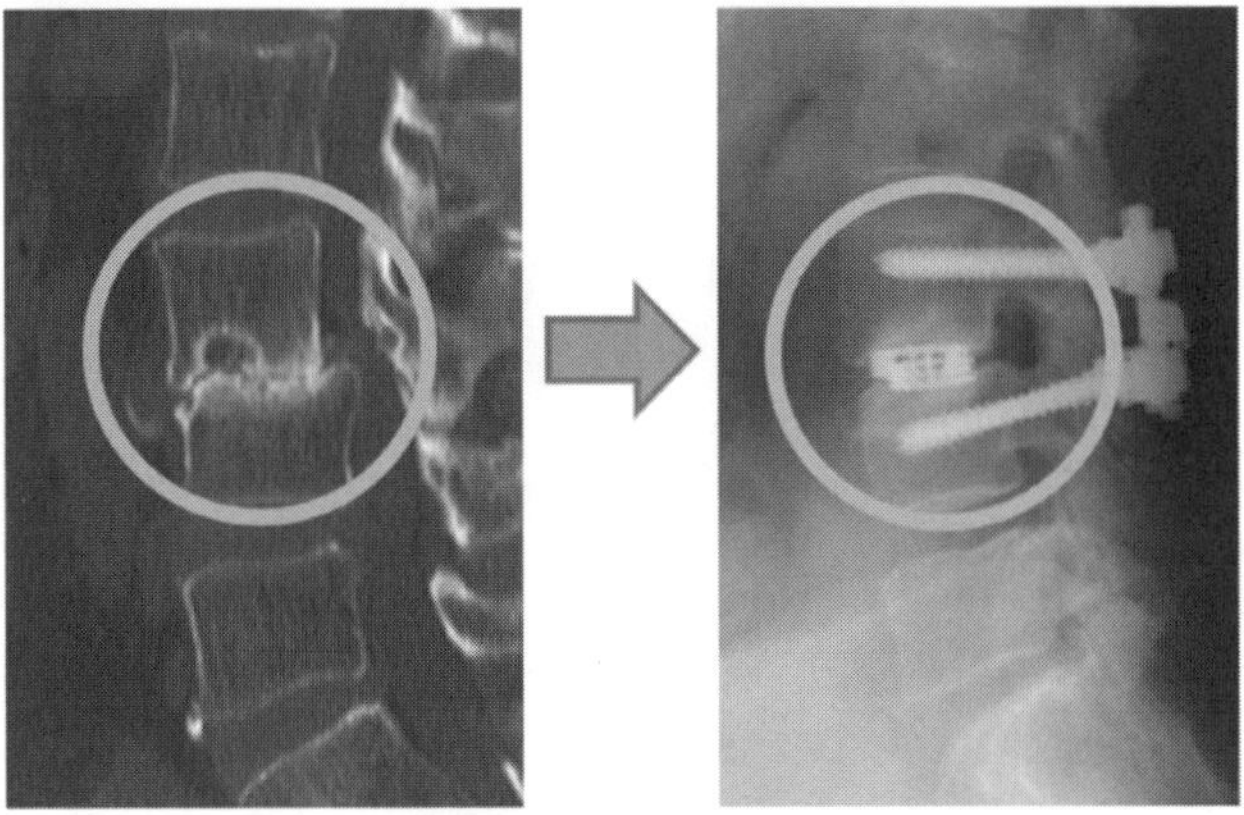

変形性腰椎症

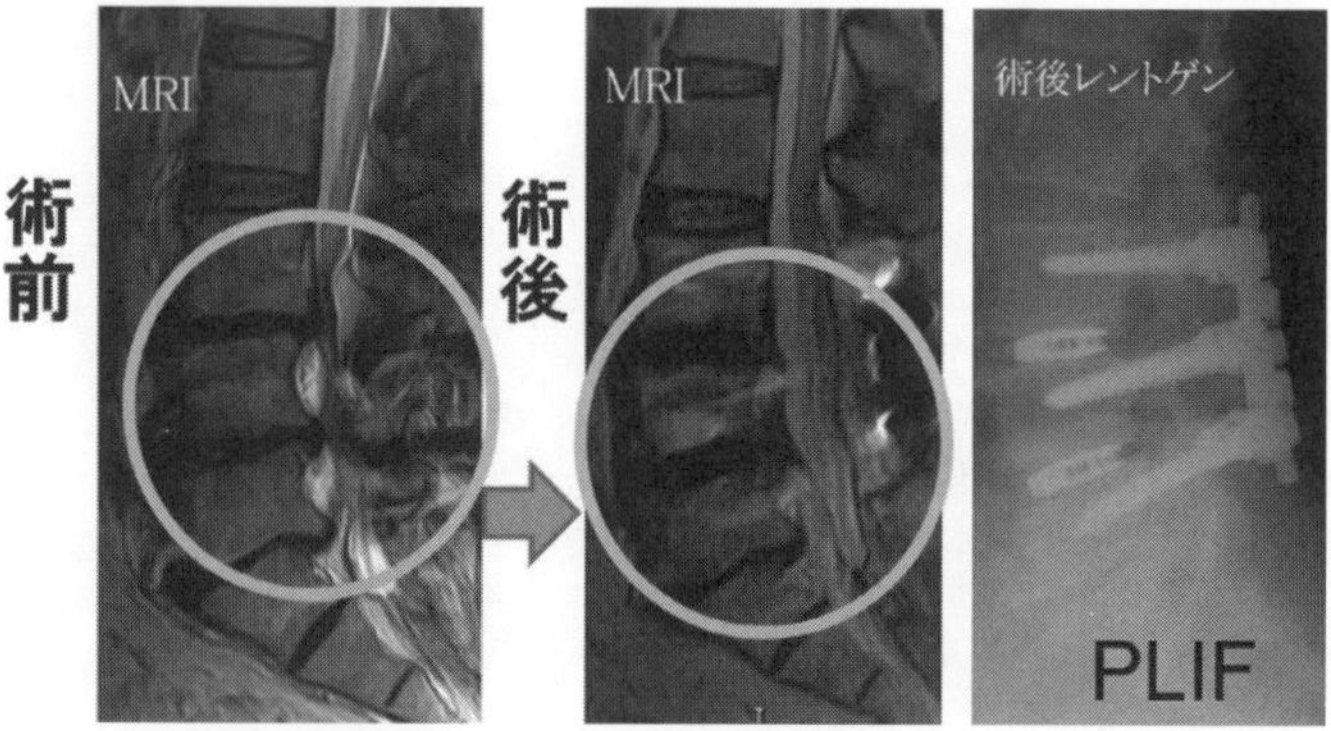

すべり症　術前術後

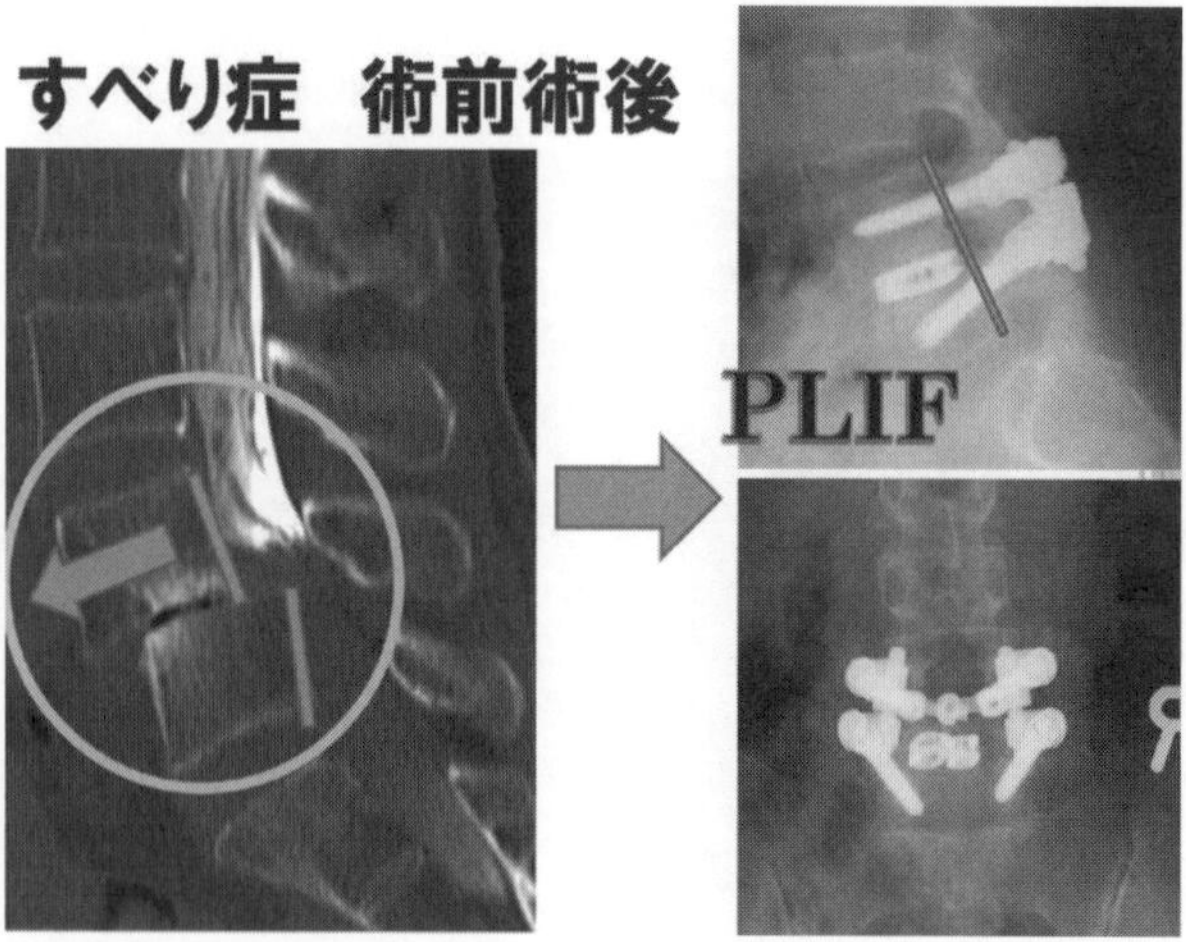

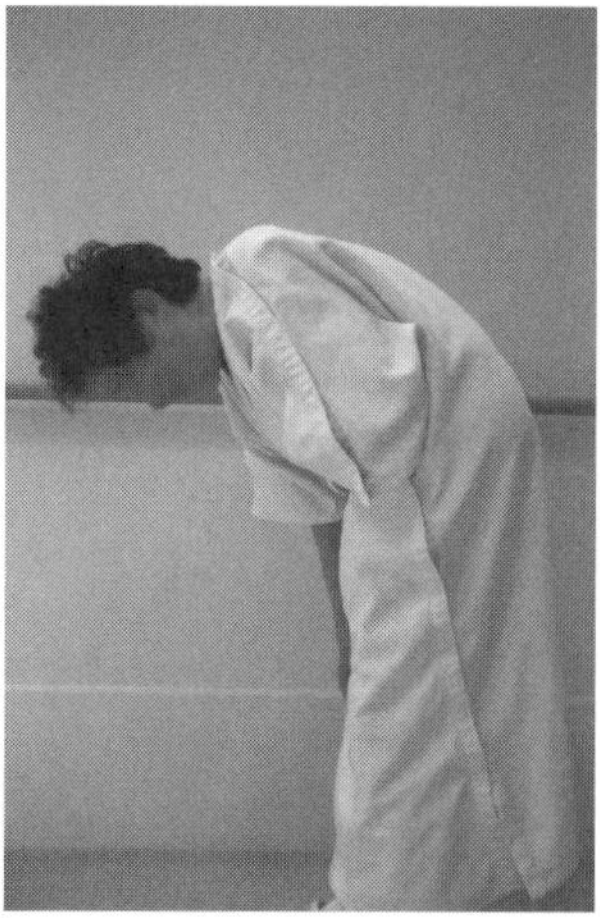

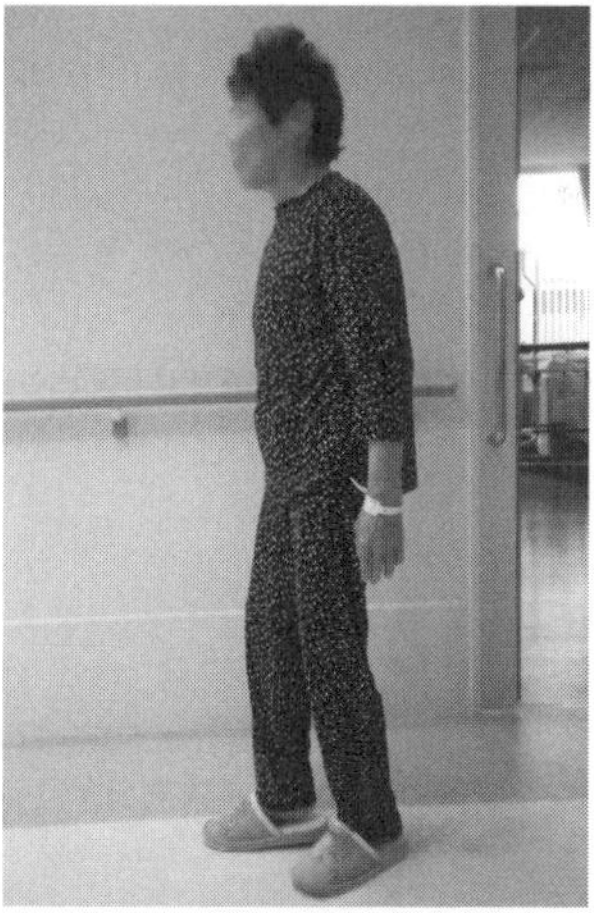

脊柱管狭窄症の手術を受けた患者さん。術前（右上）は痛みもあって歩けず腰が曲がっていた（ワザと下を向いているわけではありません）が、術後（左下）は背すじが伸びて痛みなく歩けるようになった

腰セルフチェックリスト

次のような症状があるときは、整形外科を受診してください。

□腰痛が治らない
□ギックリ腰を繰り返す
□歩いていると腰が曲がる
□シルバーカーや買い物カート、杖が必要
□坐骨神経痛がある
□疲れて長く歩けない
□長く歩くと、太ももやすねにしびれや痛みが出る
□陰部がしびれている
□足首に力が入りにくい
□つま先立ちができない
□尿が漏れる、出にくい。排尿感がない

□腰が曲がっている
□肩の高さが左右で違う

【ひざ】

ひざ痛、O脚・X脚変形

変形性ひざ関節症、関節リウマチ、骨壊死、離断性骨軟骨炎、前十字靱帯断裂、半月板断裂、円板状半月板断裂、外傷性軟骨欠損症

構造

ひざ関節の構造は、例えるなら棒の上に棒が乗っている感じで、すねの脛骨《けいこつ》の上に太ももの大腿骨《だいたいこつ》が乗っています。そして、大腿骨の凹みが、脛骨の出っ張りにはまっています。お尻のような形をした大腿骨が、富士山を潰したような形の脛骨の椅子《いす》に座っているイメージです。

曲げ伸ばしの際は、お尻のような形の大腿骨の下端が、脛骨の上面をくるくると滑るよ

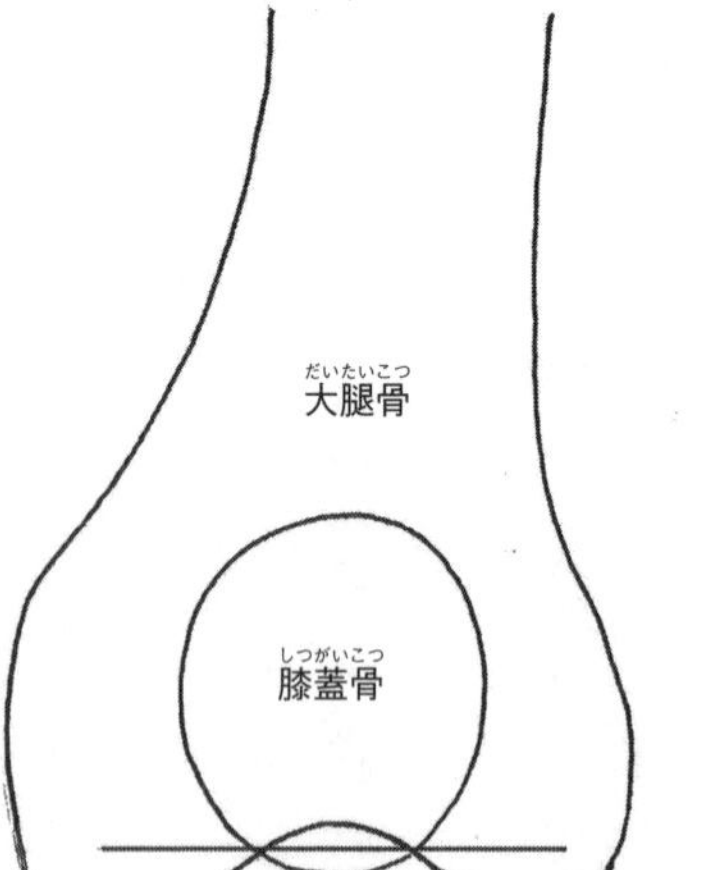

正常なひざ関節
すねの脛骨の上に大腿骨が乗っている。立位レントゲンで均等に骨間が空いている

うに動きます。上下の骨は、ずれないように、脱臼しないように、中央の前十字靭帯、後十字靭帯、両サイドの内側《ないそく》、外側側副靭帯《がいそくそくふくじんたい》でつながれています。

骨と骨が接する、骨の表面は軟骨で覆われており、間を埋め、お尻のほっぺを丸く包んで支えるように、半月板という軟骨性のクッションが内外にはさまっています。


ひざに起こるさまざまな疾患について、説明していきます。

変形性ひざ関節症（OA《オーエー》）

変形性ひざ関節症は、ひざ関節の軟骨がすり減り、骨と骨が接した状態を言います。さらに進むと骨まで削れてしまいます。内側が削れるとO脚変形、外側が削れるとX脚変形を生じます。

軟骨がすり減ると炎症を生じ、関節が腫れたり、水が繰り返し溜まったりします。水の溜まりは軟骨のすり減りが進行している間は治まりません。

関節内骨折、半月板断裂、靭帯断裂などのケガをした人は、若いうちから軟骨がすり減

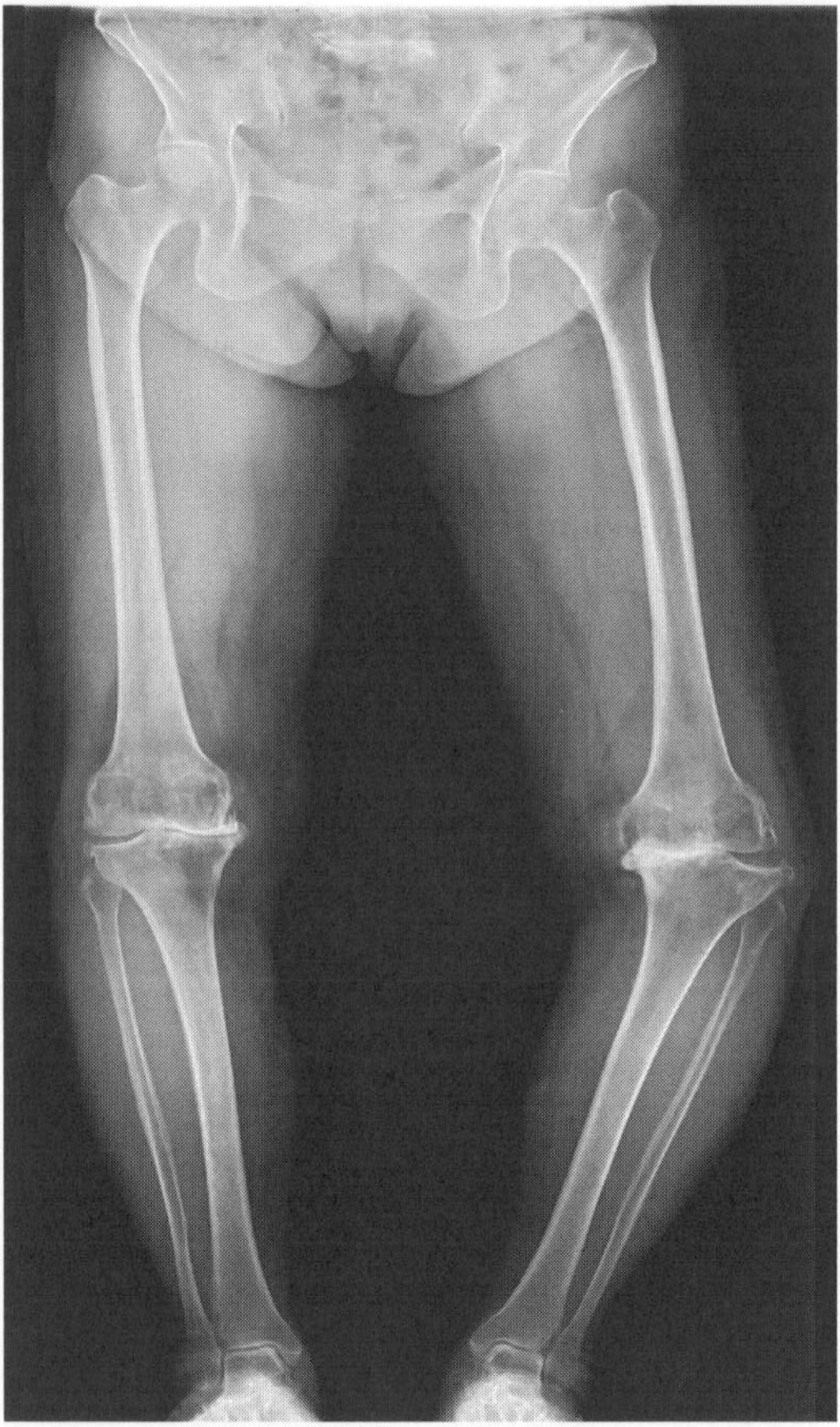

両変形性ひざ関節症のレントゲン写真。この症例では
特に左のひざ（向かって右側）がO脚になっている

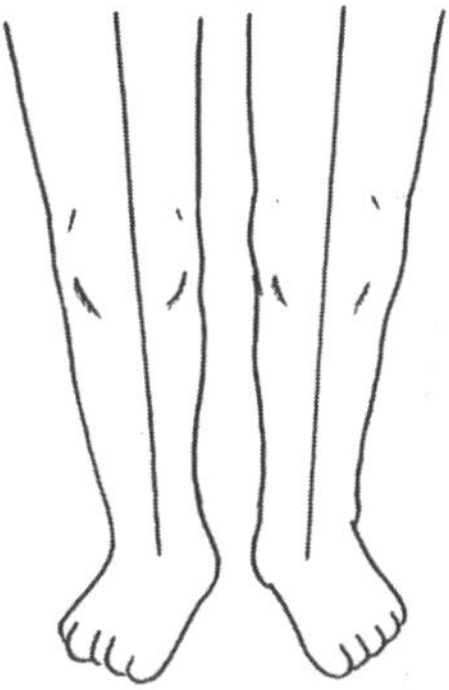

正常な脚

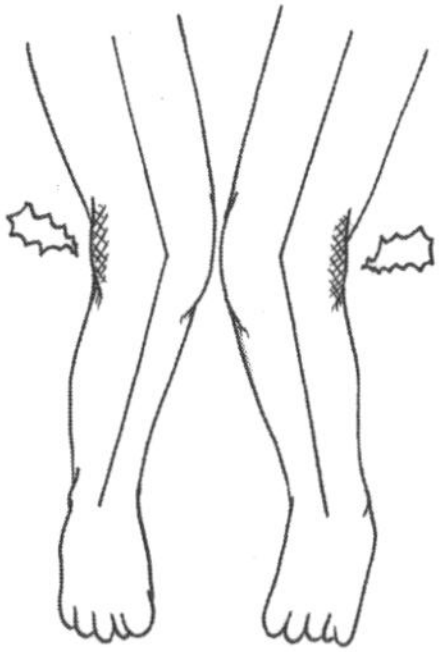

X脚
ひざ関節の外側が削れて痛む
（欧米人型）

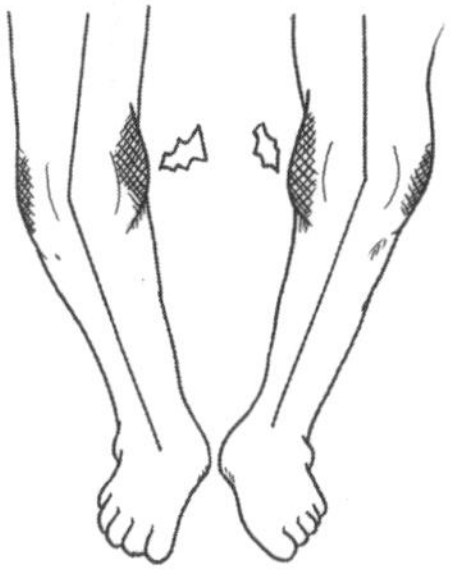

O脚
ひざ関節の内側が削れて痛む
（東洋人型）

り変形します。もともとのＯ脚（立ってレントゲンを撮ると、すねが斜めになっていて真っすぐでなく、上面が水平でない）、肥満や、アメリカンフットボール、ラグビー、相撲、柔道、レスリング、重量挙げなどの激しい運動や重労働も、軟骨がすり減る原因になります。

　１００年間すり減らない畳はありませんし、１００年間すり減らない自動車タイヤも、１００年間すり減らないアスファルトもありません。関節でも、動いていれば必ず軟骨は徐々にすり減っていく、それが人間の宿命です。

　軟骨は神経がなく痛みを感じませんが、骨には神経があり痛みます。軟骨があれば痛くないし、軟骨がなければ痛いのです。軟骨がないと、薬やサプリメントを飲んでも軟骨は増えず、治ることはありません。虫歯のように露出した骨を覆ってやらないと痛みは取れません。

　骨まで削れると、Ｏ脚に曲がってグラグラになります。立っている格好、歩いている様子が特徴的で、見ればすぐに分かります。

　ひし形、クワガタの角のような形のひざで、ひざが曲がったまま、真っすぐ伸びず、正座もできず、痛いので「よっこいしょ」と声を掛けて立ち上がります。動かすとゴリゴリと音がしたり、水が繰り返し溜まったり、靴底の外側がすぐにすり減り、階段を手すりを使って一歩一歩上ったり下りたりします。

曲がった棒のつなぎ目に力を加えればさらに曲がってしまうように、一度曲がりだしたひざは、さらに削れてどんどん曲がります。ヒアルロン酸注射はヌルヌルした薬剤を入れ、ゴリゴリを減らすことにより炎症や痛みを抑える方法ですが、曲がっているのが治るわけではありませんし、軟骨が増えるわけでもありません。同様に、筋トレや、痛み止め、湿布、サポーターや、O脚を補正する足底板、リハビリ、整体などでは、痛みにはそれなりの効果はありますが、変形や軟骨のすり減りが抜本的に治ることはありません。

関節鏡《かんせつきょう》（クリーニング手術）

ひざの手術の術式の1つに関節鏡があります。入院し、腰に注射をして下半身の部分麻酔を掛け、ひざのお皿の下両サイドを1㎝ほど切開し、箸の先のような棒を挿入します。そこにはライトとカメラおよび水が通る穴があり、ひざの中を水で膨らませ、ライトで照らし、カメラでテレビに映し出すのです。

胃カメラと違い、ひざには口や鼻のような穴が開いていないため、切開する必要がありますが、下半身麻酔を掛けるのでまったく痛くありません。

関節鏡はクリーニング手術であり、中を観察し写真を撮ることと、壊れた半月板や引っかかっているものを取ることが最大の目的です。それに次いで、クリーニングによりひざの炎症（滑膜《かつまく》）を取り除くことができます。

痛みと腫れ、水の溜まり、引っかかりに有効なことがありますが、軟骨のすり減りには効果がなく、軟骨がないことによる痛みを取ることはできません。ドリリングといって、ブスブス穴を開けて軟骨の再生を促すこともありますが、多くは期待できません。

半月板断裂には極めて有効な手術で、部分切除か縫合《ほうごう》術になります。術中、術後とも痛みもほとんどなく、手術時間も部分切除なら10分から20分程度と短く、入院も数日のことが多いです。抜糸までの1週間は、傷があるためお風呂に入れません。

割れた爪を最小限に切り取るようなイメージの関節鏡下半月板部分切除術では、残した切れていない半月板がまた切れることもあります。半月板縫合術後は、しばらく松葉杖で足をつけません。まれに縫合できないことや縫合してもつかないことがあります。

小さな傷で、正常なところを壊すことなく、悪いところだけを治す夢のような手術ではありますが、胃カメラのように、ちょっとしたことはできても大きなことができないため、治療には限界があります。軽症の人が対象で、重症の人に内視鏡をしても効果は期待できません。

高《こう》位《い》脛《けい》骨《こつ》骨《こつ》切《き》り術（ＨＴＯ《エイチティーオー》）

骨切り術は、骨を切って○脚をX脚に変え、軟骨のない内側でなく、軟骨のある外側で体重を支える方法です。骨を切ってずらして変形を矯正し、金具で固定し、骨がつくまで松葉杖を使い体重を掛けないようにします。

人工関節が適応にならない比較的若い人が対象となります。メリットは人工関節より曲がりが良いこと。デメリットは人工関節は次の日から正常に歩けるのに対し、骨切り術では骨が付くまで歩けず、松葉杖で足を浮かして歩く必要が2～6週間あり、両側同時にできないため反対側が悪化して痛くなることもあります。

また、外側の軟骨がすり減ったら、人工関節にせざるを得ません。最新の人工関節は、かなり長持ちするようになって再手術が減ったため、以前なら骨切り術をしていた症例でも、50代以降なら人工関節にすることも多くなったのではないかと思います。

人工ひざ関節置《ち》換《かん》術《じゅつ》（TKA《ティーケーエー》）

重症の変形性ひざ関節症の手術はこれです。

ひざの軟骨がすり減り、骨が露出し、O脚に変形したら、どうしたら良いのでしょうか？

軟骨がなくなり骨どうしが直接接しているから痛いのだから、歯の治療で金属をかぶせるように、軟骨と同じ形の金属を露出した骨の表面に貼って覆ってしまえば良いわけです。関節が曲がったら、変形した骨を切り取り、真っすぐにして、荷重線をひざの中央に持ってこないと体重を支えられません。覆って痛みを取ることと、真っすぐにして荷重線を治すこと、それを一度に行うのが人工ひざ関節置換術です。

人工関節にフィットするように表面を切り取り、骨の破片を洗い流し、消毒し、骨セメ

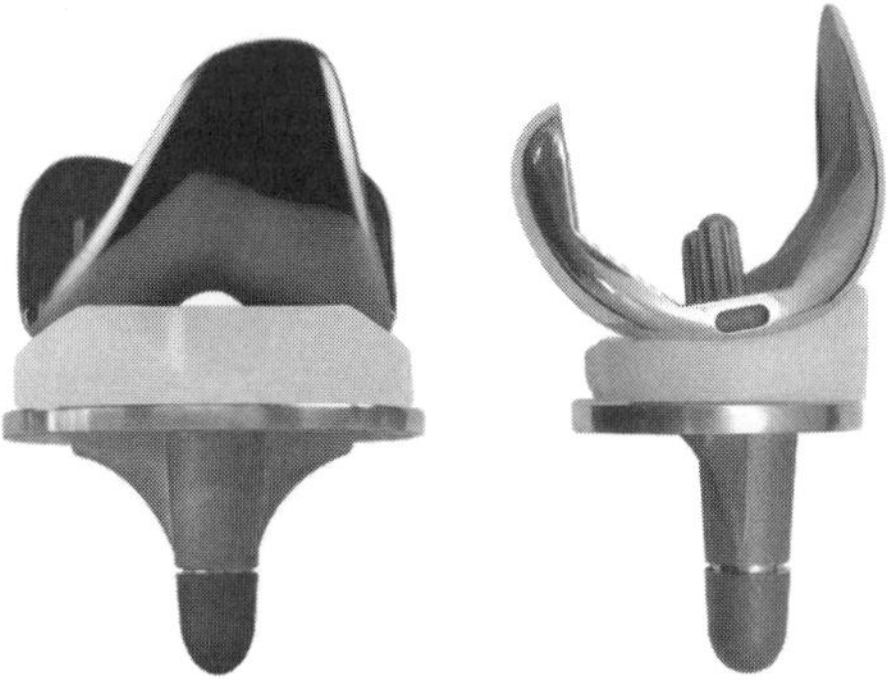

人工ひざ関節

ントという接着剤を塗り、軟骨の形の金属を貼り、間に高分子ポリエチレンという、すり減りにくい硬い強化プラスチックを挟んで、お皿の関節面も切って、ポリエチレンを貼ります。ひざを伸ばして、はみ出た接着剤を取り除き、洗って、止血して、縫合して閉じて終了です。

虫歯に金属をかぶせるのと同じです。

虫歯で歯医者さんに行くと、悪いところを削り取り、形を取って技工士さんに出したあと、でき上がりを入れて確認し、よければ接着剤で貼り、段差を削り、噛み合わせを確認してまた削ったりと、何度か通院することになります。

人工ひざの場合は、歯の治療と違って、1回の手術で（当院では45分程度）噛み合わせ（曲げた

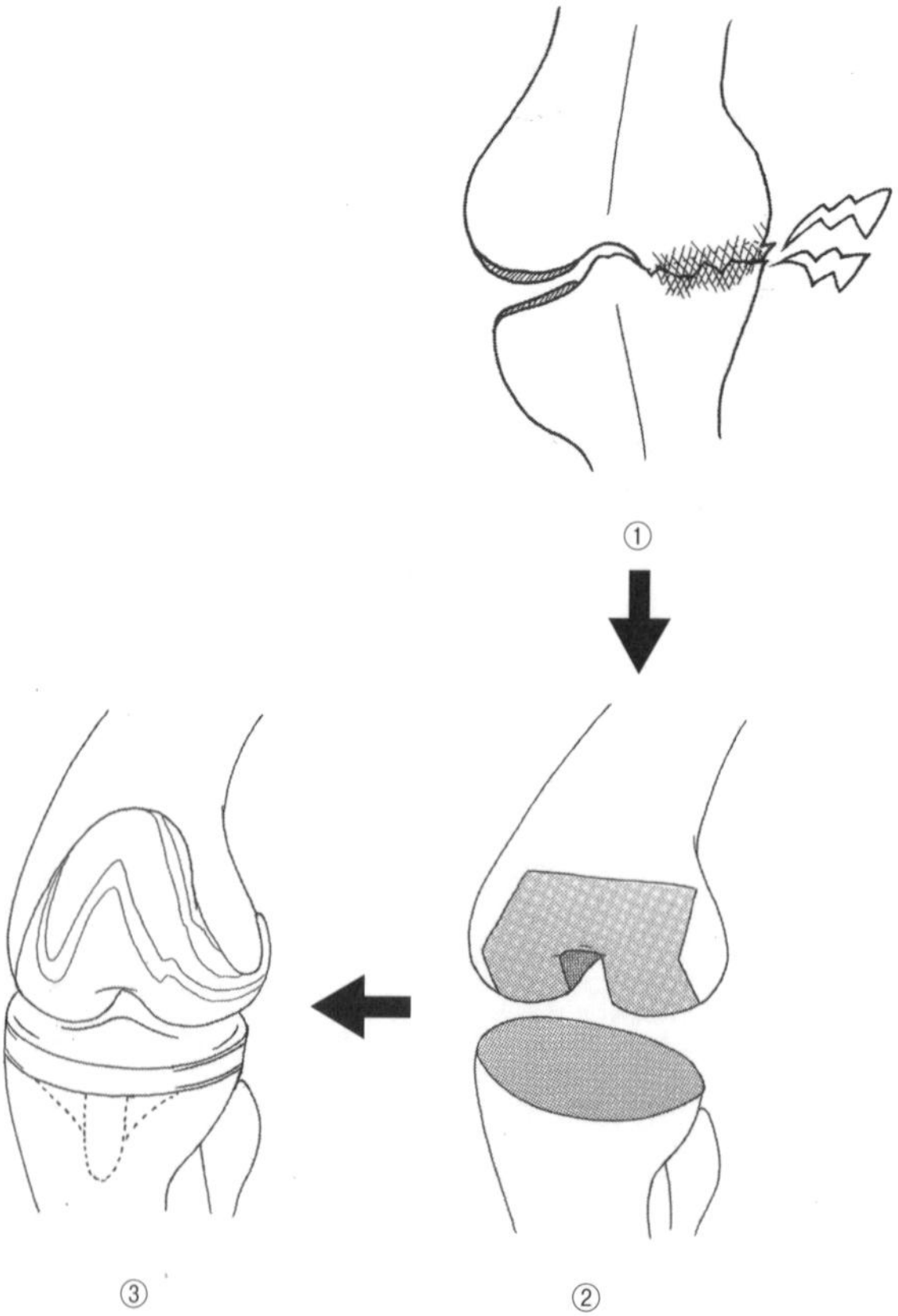

人工ひざ関節置換術
損傷部分を切除して(②)金属を貼り、人工軟骨を挟む(③)

ときと伸ばしたときの内側と外側の靭帯バランスを整える、ギャップテクニック）なども
すべて完了するわけです。

ただ骨の表面を覆えば良いわけではなく、靭帯バランスがいい加減だと、ひざが曲がらないし、痛いし、長持ちしません。また、曲がっているひざも真っすぐにしないと、再び曲がってしまい長持ちしません。

腰に注射し、下半身麻酔（部分麻酔）を掛け、術後の痛み止めとして背中に硬膜外チューブを入れ、術後5日間ほど、軽い下半身麻酔を掛け続けます。効き過ぎると力が入りにくい場合があるので、転倒注意。また、このチューブが入っているうちは痛みが軽いので、抜くまでに十分曲がるようにしておくと、あとのリハビリが楽になります。

ただし硬膜外持続麻酔は、効き目に波があり、効いた人は術後まったく痛くなかったと言う一方、効かなかった人は曲げるときすごく痛かったと言うこともあります。また、両側のひざを手術した人は、右は効いたけど左は痛かったと言うこともあります。

人工ひざ関節は、露出した骨を覆い痛みを取るだけでなく、曲がったひざを真っすぐにすることで荷重線を改善し、荷重に耐えられる、痛みのない安定した関節を作り出せるの

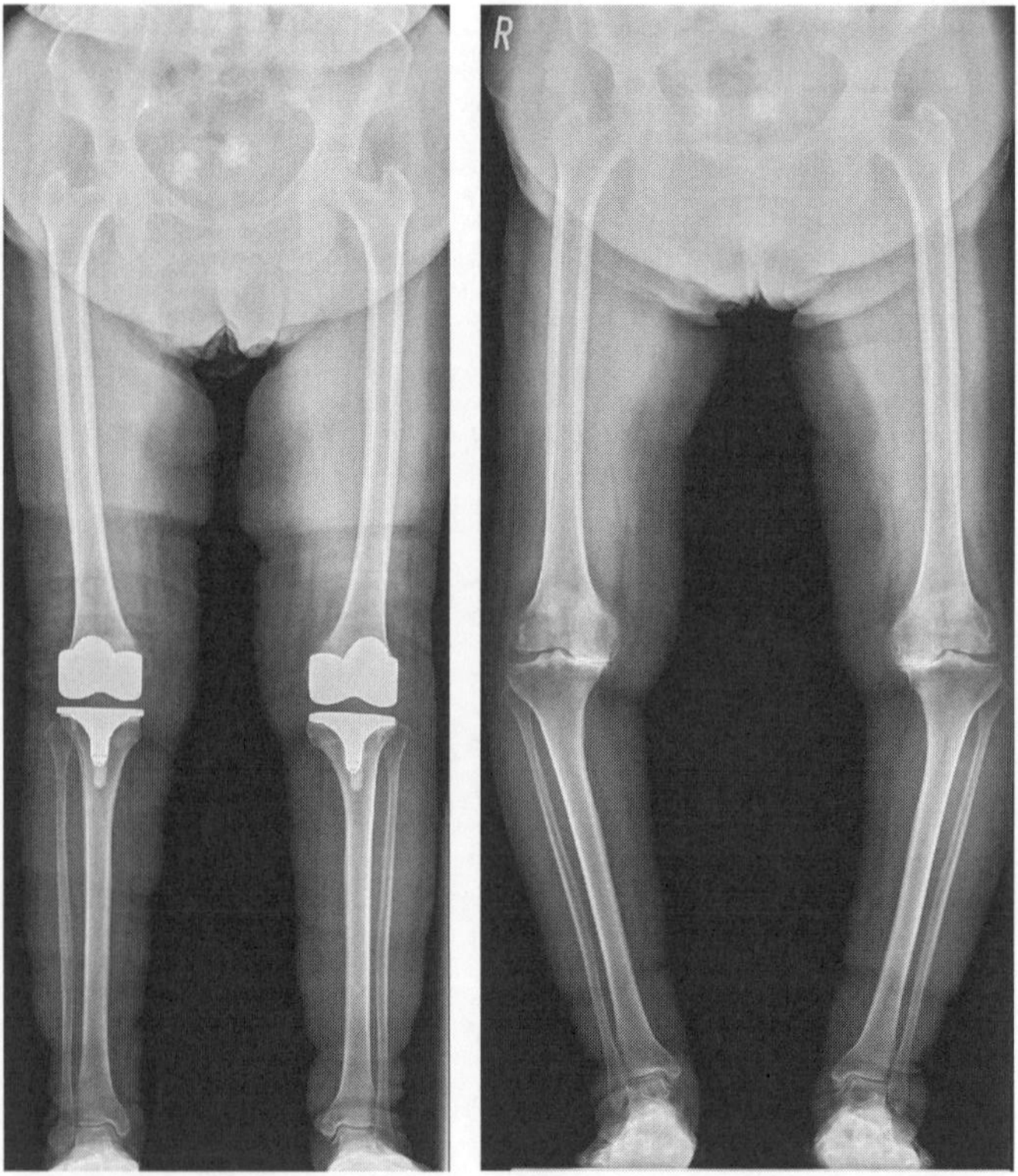

人工ひざ関節置換術の術前（写真右）と術後（写真左）のレントゲン写真。術前は左右ともO脚変形だが、術後の画像では脚が真っすぐに伸びている（ひざに白く写っているのが挿入した人工関節）

です。

手術の際は、とにかく感染に注意して行います。

術者は半導体の工場のような目だけ出た格好で、陽圧換気のヘパフィルターのクリーンルームで手術を行います。

両側の人工ひざの手術時間は当院では平均90分。私の手術例では両側最短58分です。一般的には片側だけ行われることが多く、片側で2〜3時間でしょう。

次の日から歩行練習を始め、2日目から曲げ伸ばし、階段の練習、立ち上がりの練習など、土日も毎日リハビリを行います。傷が治り、感染のデータがマイナスになり、痛くなく、歩ければ、2週から3週で退院となります。高齢者や、術前歩けないくらいひどかった人は、傷が治ったらリハビリ専門病院に転院となります。

UKA《ユーケーエー》（人工ひざ単顆置換術）

ＵＫＡといって、内側の表面だけ変える、虫歯を削って詰めるような、あるいは穴の空いたアスファルトを埋めるような手術もあります。ＵＫＡでは靭帯バランスや荷重線、Ｏ

脚変形を改善することはできないので、ＴＫＡとは似て非なる、まったく別のコンセプトの手術です。

ＵＫＡは、内外前後４本の靭帯が全て正常で、Ｏ脚変形していない、内側だけが悪い症例に限ります。

術後はＴＫＡと異なり、ゴルフなど激しい運動は控える必要があり、表面に貼り付けた上下の金属の間にプラスチックを挟むタイプ（オックスフォード型）では、まれに外れることがあります。

荷重線が治せなければ、歯の詰め物が被せものより不安定で外れやすく、長持ちしないのと同様に、再手術も少なくはなく、いずれは壊れてＴＫＡにせざるを得ないのなら、最初から長持ちするＴＫＡのほうが良いのかもしれません。

耐用年数《たいようねんすう》、注意事項

ひざの人工関節は、通常20年以上持つと思います。人工軟骨のポリエチレンのすり減り、ポリエチレンの破損、感染、金属と骨の間のゆるみ、脱臼などが再手術の原因となります。

人工ひざや人工股関節にしたあと、ＭＲＩはほかの場所なら撮れますが、ひざや股関節など人工関節が入っている場所は撮れません。

熱を持つのでサウナは禁止です。全身に高圧電流を流すような健康器具も、金属に電流が流れ、ゆるみの原因になる可能性があり望ましくありません。

また、人工ひざでは正座はできません。

人工関節が壊れたり、感染したりゆるんだり脱臼したりしない限り再手術はありませんが、万が一の時に部品交換ですむように、会社名と商品名、サイズを控えておくとよいでしょう。時々、よそで手術した患者さんの再手術で、手術した医者も辞めていなくなっており、商品名が分からず、問い合わせてもカルテは5年で破棄されてしまうので、非常に困ることがあります。当院では商品名を紙に書いて渡しています。

手術を受けるタイミング（年齢、症状、画像検査の重症度）

立位レントゲンで骨と骨の間がないとき、骨が削れているとき、ＭＲＩか関節鏡で軟骨がないとき、Ｏ脚やＸ脚変形があるときは人工ひざ手術を勧めます。水の溜まりが治まらない、痛みや変形、腫れが治らない、ゴリゴリ音がする、ひざがピンと伸びない、正座ができない、などの症状があれば、手術を検討したほうがよいタイミングではないかと思われます。耐用年数を考えると50歳以上が望ましいでしょう。

半月板断裂

ひざ関節の動きをスムーズにし、荷重を分散させ、軟骨のすり減りを防いでいるのが半月板です。ところが、切れてはさまったり、引っかかるようだと、かえって悪さをし、軟骨が削れてしまいます。

　断裂自体では痛みはありませんが、引っかかったり、引っくり返ってはさまったり、軟骨が削れると痛みを生じます。サッシのパッキンが切れ、引っかかってガタガタいったり、窓が開かないような感じです。あるいは、靴

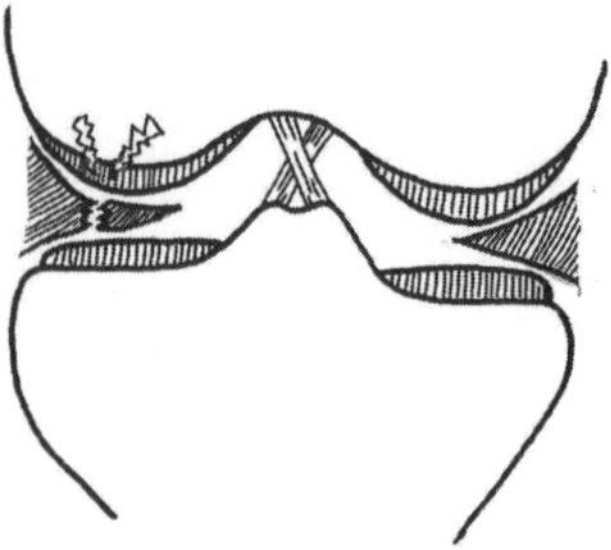

半月板断裂
レントゲンには写らず、MRIを撮らないとわからない。年齢と損傷の場所・大きさにより、部分切除術か縫合術（関節鏡が必要）で治療（ひざ専門医）

の中敷きが切れて引っかかり、長く歩くと痛かったり、血だらけになる感じです。

軟骨が削れてなくなると、骨が露出し痛くなり、人工ひざ関節手術や自家《じか》培養《ばいよう》軟骨《なんこつ》移植《いしょく》術《じゅつ》（後述）が必要になってしまうので、軟骨がなくなって痛む前に、関節鏡で切れた半月板の引っかかりを取り除く部分切除術を受けたほうが良いでしょう。若い方は、切れた場所によっては縫合術を行いますが、縫合してもつかずに部分切除をせざるを得ないこともまれにあります。

靭帯断裂

前十字《ぜんじゅうじ》靭帯《じんたい》断裂では、常に亜脱臼するような、ずれる動きが残るため、軟骨がすりこぎのように削れやすく、早期に人工ひざ関節手術が必要になってしまうので、年齢や活動性にもよりますが、靭帯再建術をしたほうが良いと思います。

自家《じか》培養《ばいよう》軟骨《なんこつ》移植《いしょく》術《じゅつ》

また、靭帯断裂により若年で軟骨がなくなった場合は、自家培養軟骨移植術の適応にな

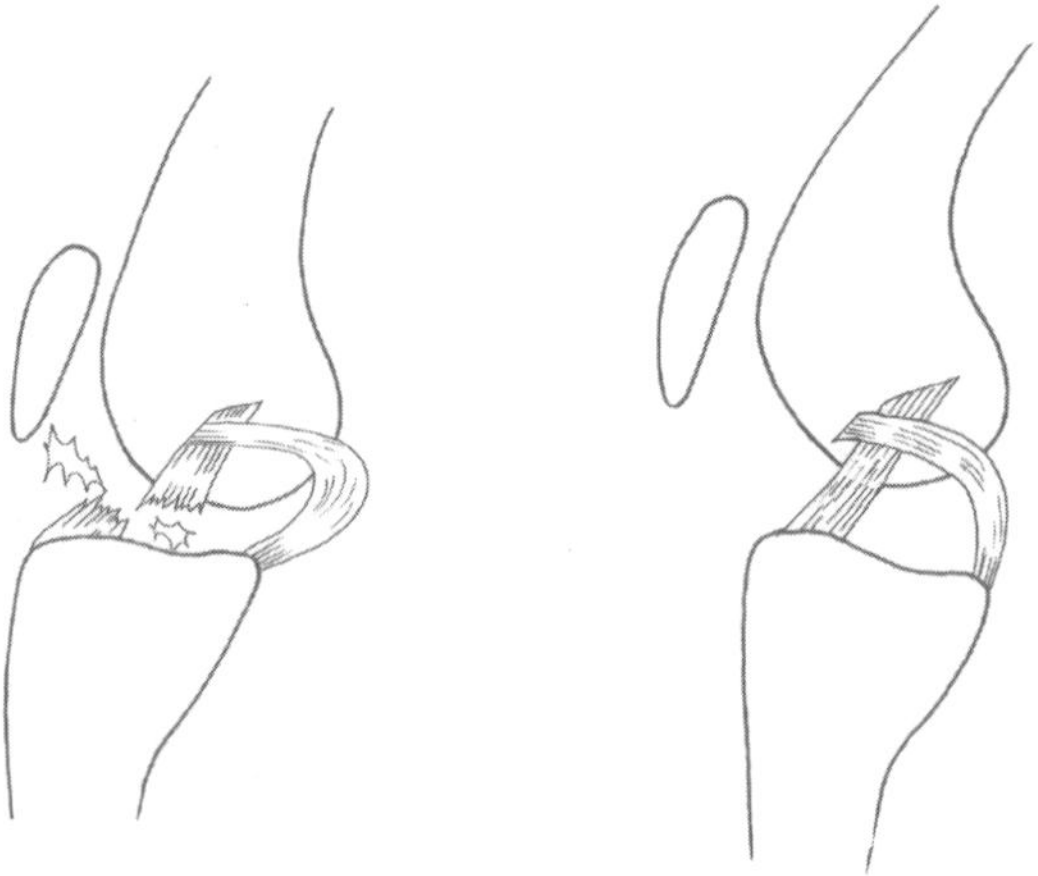

前十字靭帯断裂（ACL）
これもレントゲンではわからない。ケガでひざが腫れたら、ひざ専門医にかかりMRIを撮ること。治療には再建術（自家腱移植）が必要。

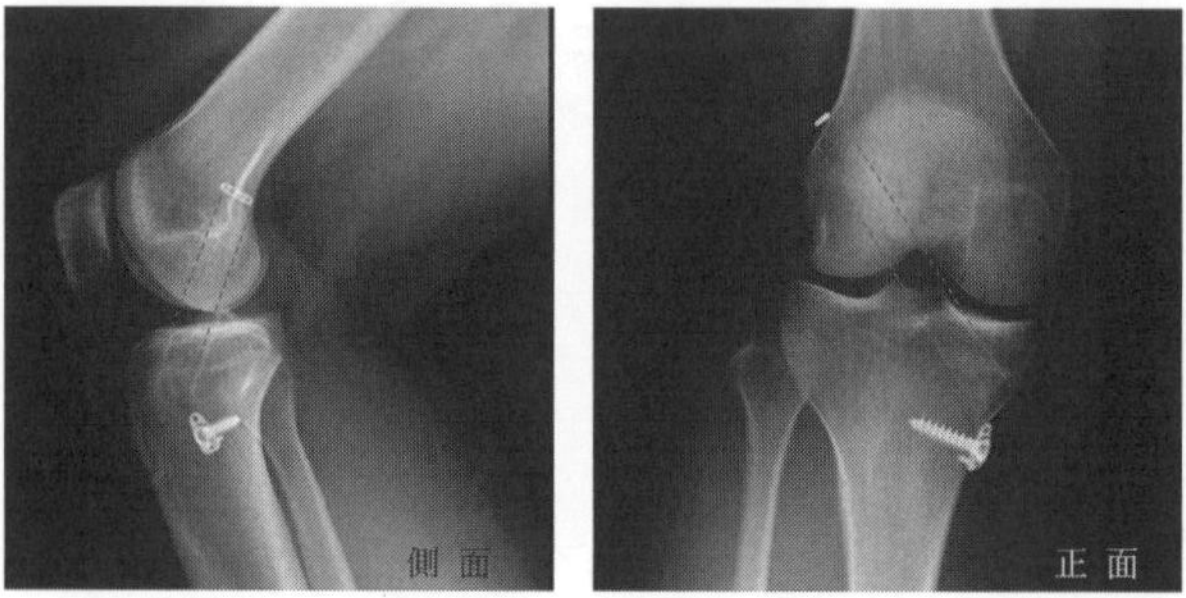

ACL 再建術 術後

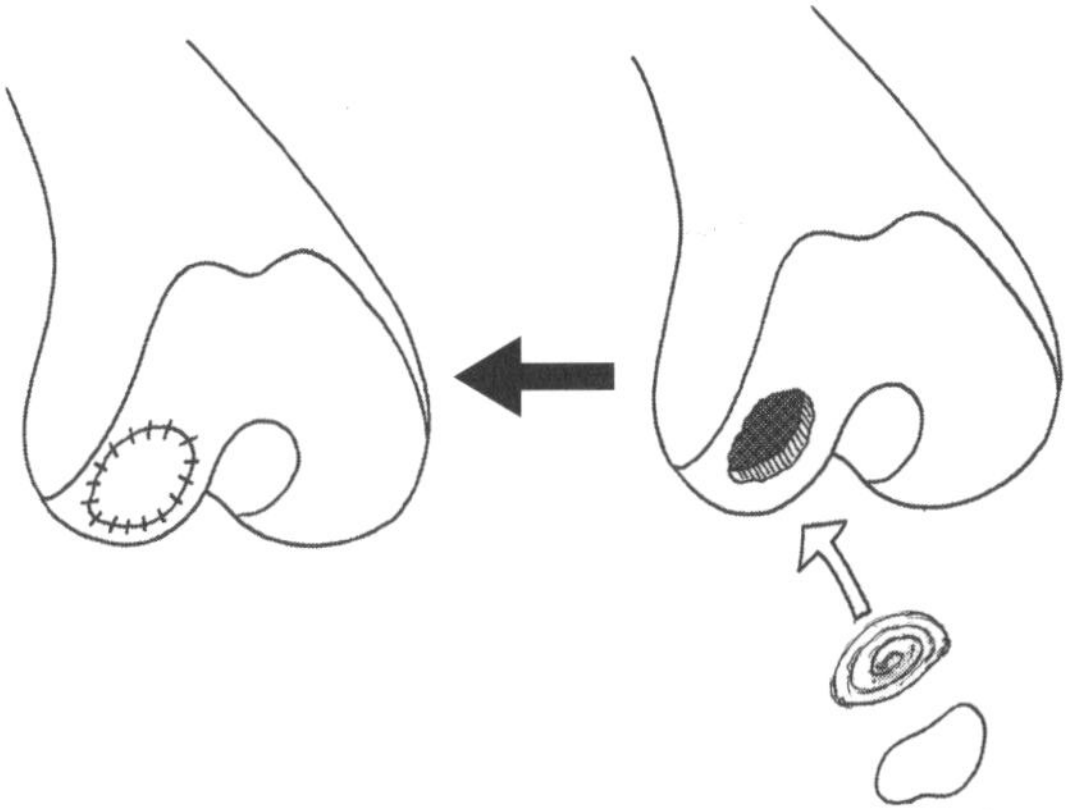

自家培養軟骨移植のイメージ

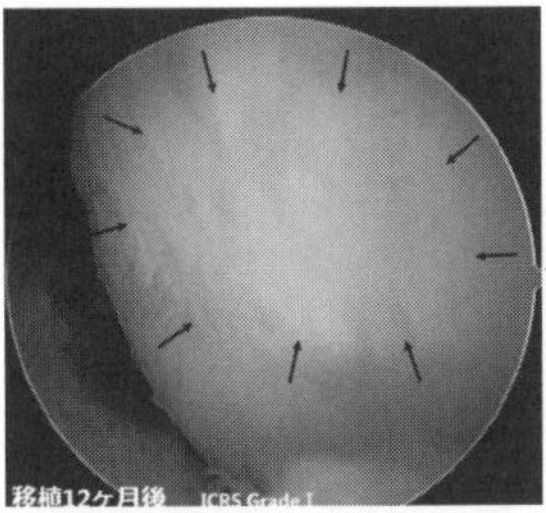

自家培養軟骨移植後1年。
軟骨の欠損が解消している

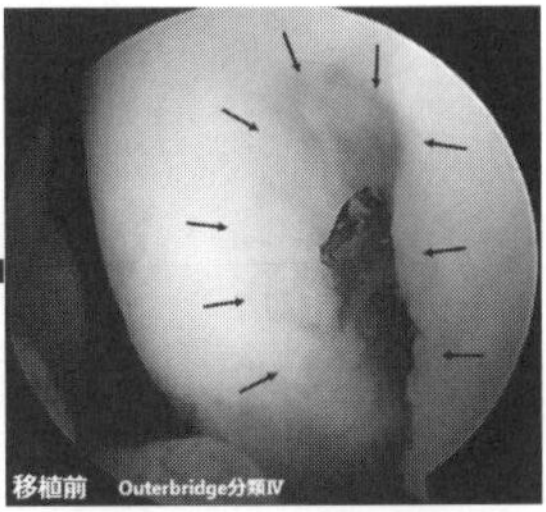

ケガによる軟骨欠損症、
30代男性の左大腿骨内顆部

ります。本人の軟骨をあまり体重のかからないところから採取し、本人の軟骨細胞を培養すると、シート状（杏仁豆腐のような感じ）になり、１カ月後、軟骨がなくなったところに貼って軟骨移植し、人工膜のコラーゲンシートで覆う手術です。

自家培養軟骨移植は、外傷だけでなく離断性骨軟骨炎による軟骨欠損に対しても保険適用となりますが、老化現象で軟骨がすり減った変形性ひざ関節症には現時点では認められていません。

この手術は医師個人の認可（認定）が必要で、軟骨移植術の経験が豊富で年間１００件以上、ひざの手術をしている医師に限られます。当院は現時点で全国で５番目に多い手術実績です。

関節リウマチ（RA《アールエー》）

関節リウマチは関節軟骨や関節表面の骨が溶けて痛くなる病気で、関節が腫れたり曲がったりします。生物製剤の出現により、最近は薬物治療の効果が非常に良好ですが、関節が壊れて強い痛みがある方は人工関節手術で極めて良くなります。軽症は関節鏡でクリーニングし、炎症を抑えます。
ただ術前に免疫抑制剤を使っていることが多いため、感染を起こしやすいこと、骨がもろく、シンキング（沈み込み、骨の中にめり込むこと）にも注意が必要です。

骨壊死《こつえし》

脳梗塞で血流の途絶えた部位が壊死するように、血流障害により、骨の一部が死んで、アスファルトの穴のように穴が空いてしまうのが骨壊死《こつえし》です。大きさにもよりますが、結局それが原因で軟骨がすり減っていき、ＵＫＡやＨＴＯ、ＴＫＡが必要になることもあります。

脛骨高原《けいこつこうげん》骨折、脛骨顆部《かぶ》骨折、大腿骨顆部骨折

交通事故やスポーツ外傷、労働災害、転倒・転落などにより起こる、脛骨の上端または大腿骨の下端の関節内骨折です。治すには手術（観血的整復固定術、切って開いて骨を出し、ズレを戻して金具で固定する手術）を要します。たいていは将来、軟骨が削れ、自家培養軟骨移植術や人工ひざ関節手術が必要になります。

[図表3] ひざが壊れてしまったときの主な治療法

変形性ひざ関節症 （O 脚、X 脚）	⇒人工ひざ関節置換術（TKA） 軽症⇒ UKA、高位脛骨骨切り術（HTO）
半月板断裂	⇒関節鏡（縫合または切除）
円板状半月板断裂	⇒関節鏡（亜全摘）
離断性骨軟骨炎 外傷性軟骨欠損症	⇒自家培養軟骨移植術
前十字靭帯断裂	⇒前十字靭帯再建術
関節リウマチ	⇒人工ひざ関節置換術 関節鏡下滑膜切除術（軽症）
骨壊死	⇒ TKA、HTO、UKA

変形性ひざ関節症の症例

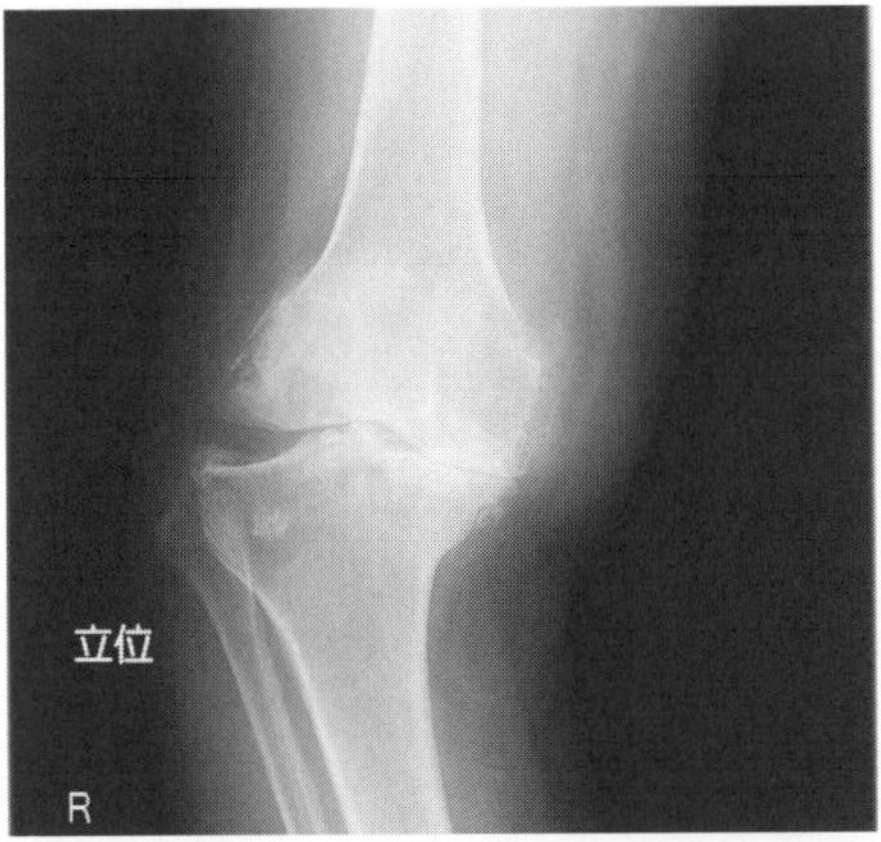

術前のレントゲン写真を見ると、軟骨がすり減って骨のすき間がなくなり骨が削れているのが分かる

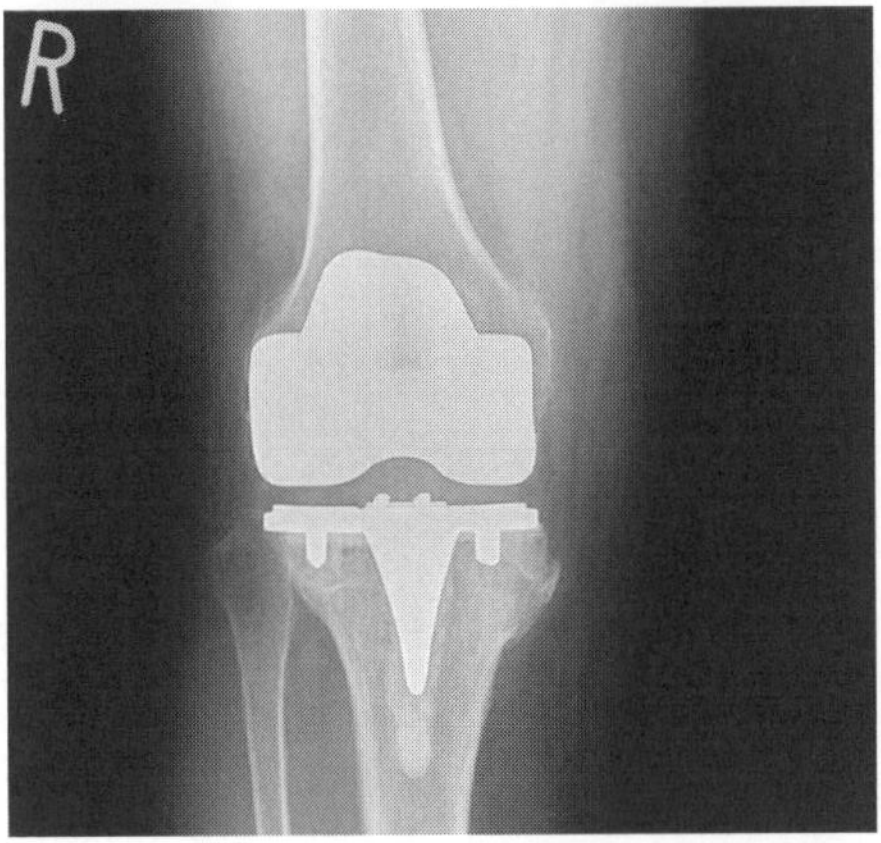

人工ひざ関節置換術後。関節が真っすぐになり、すき間がある

人工ひざ関節置換術を受けた80代男性

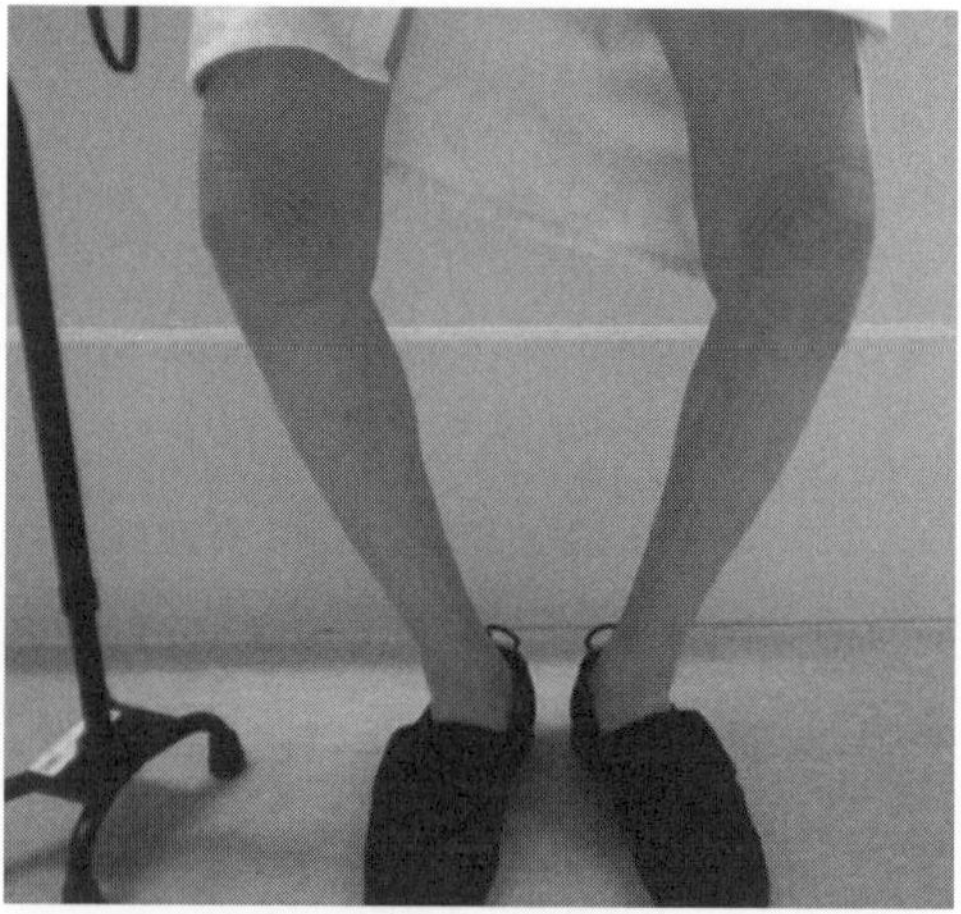

術前

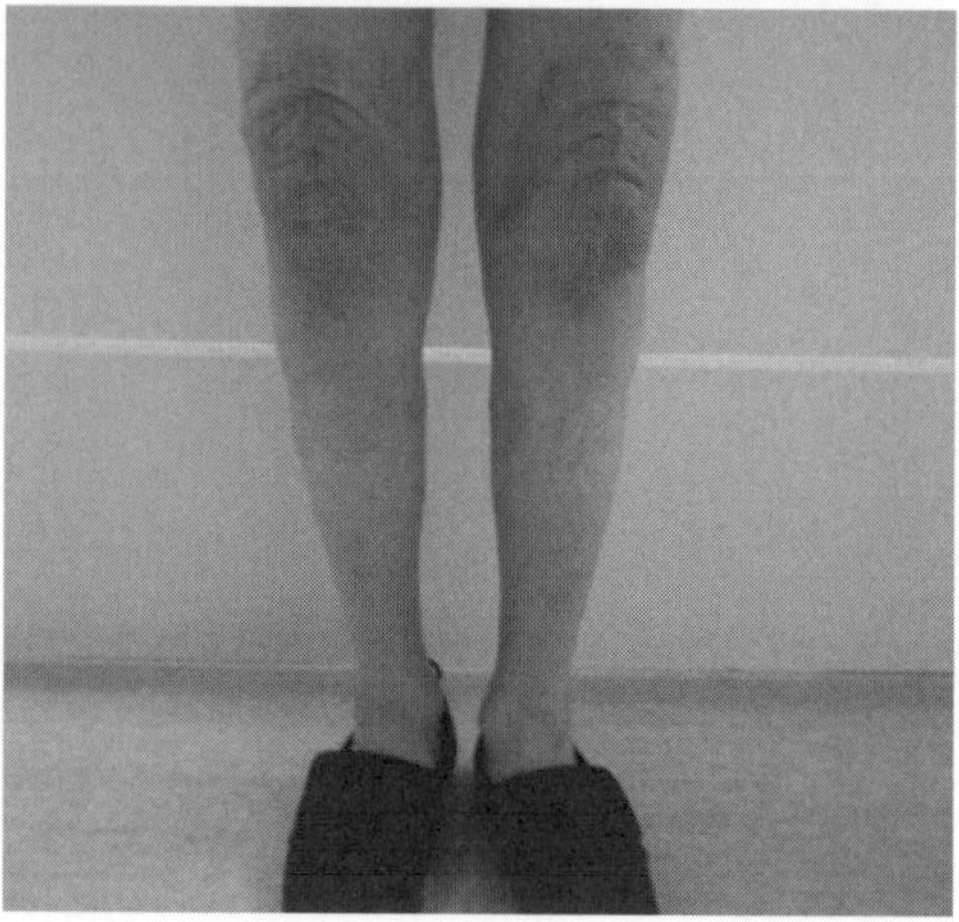

術後

人工ひざ関節置換術を受けた70代女性の真っすぐきれいに伸びた脚

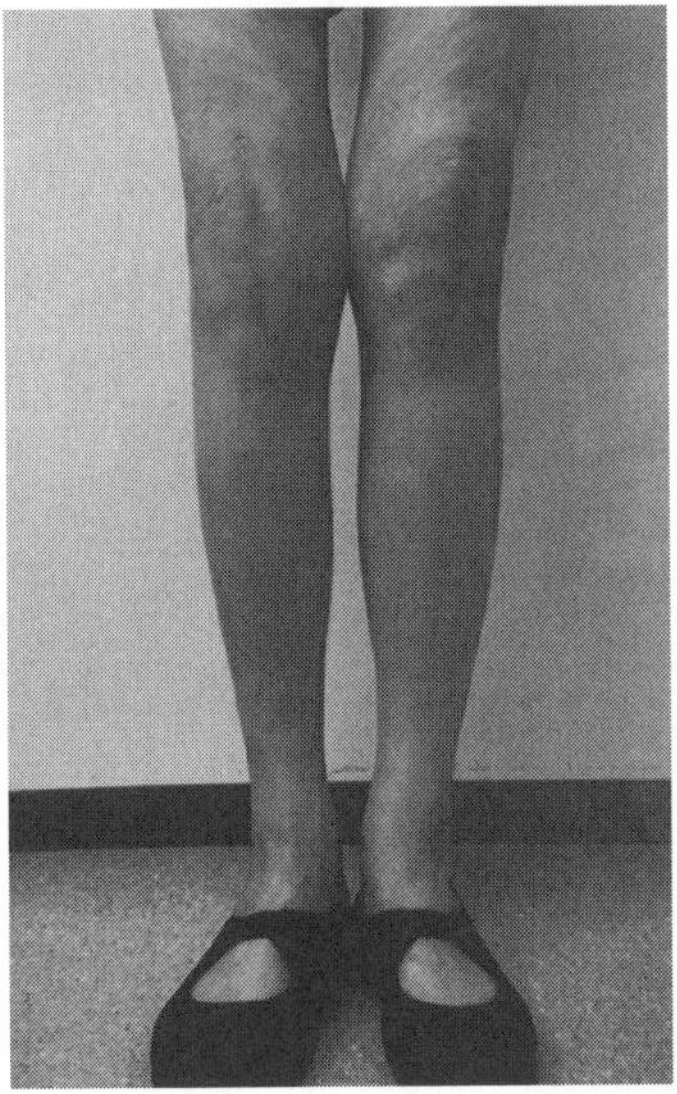

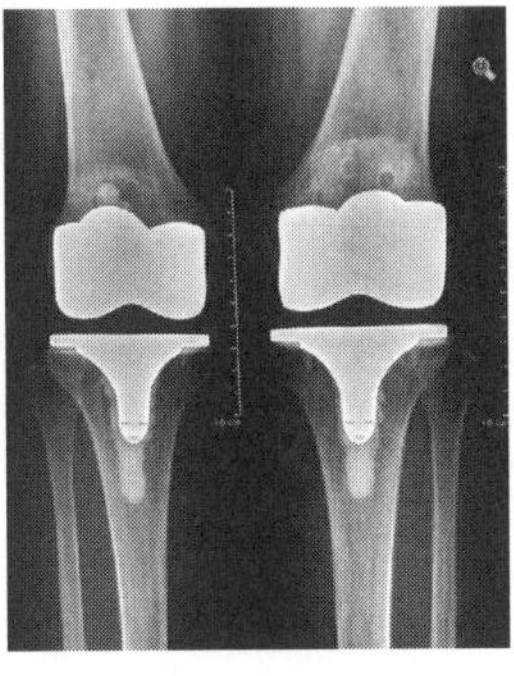

術後のレントゲン写真。人工関節の上下の間に、きれいにすき間ができている

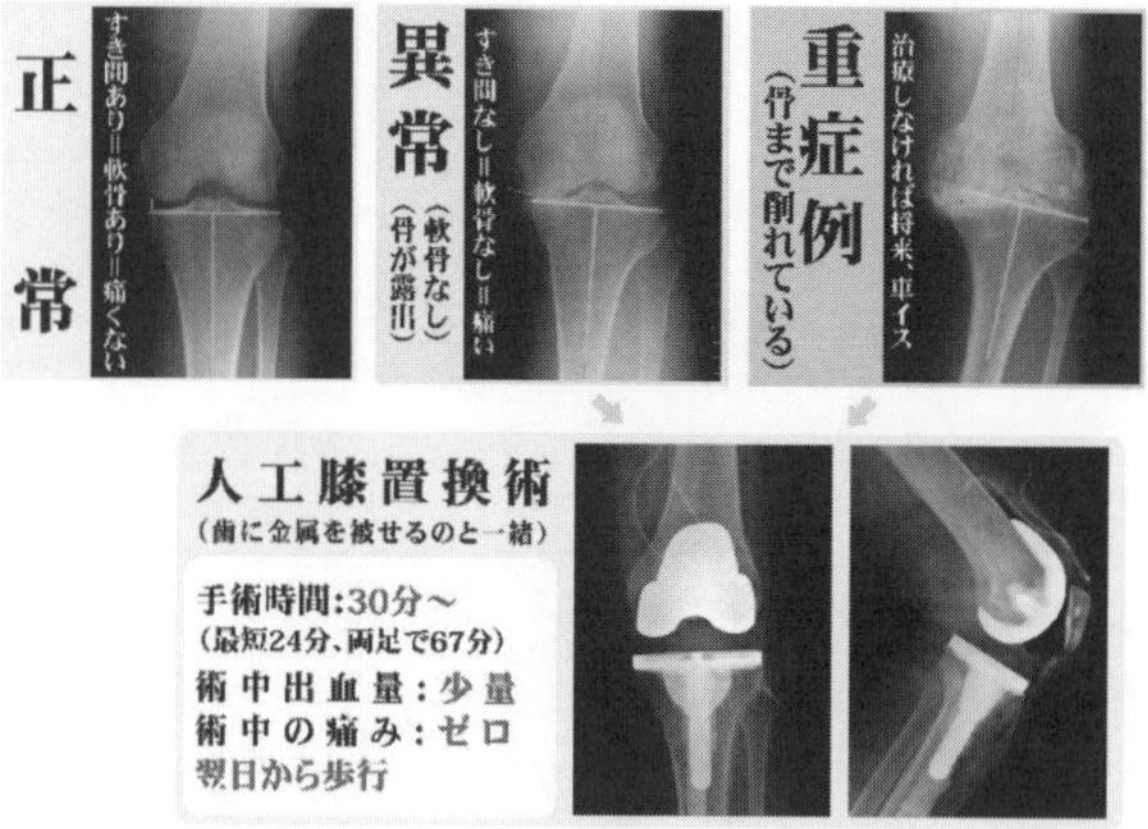

≪膝の模型≫

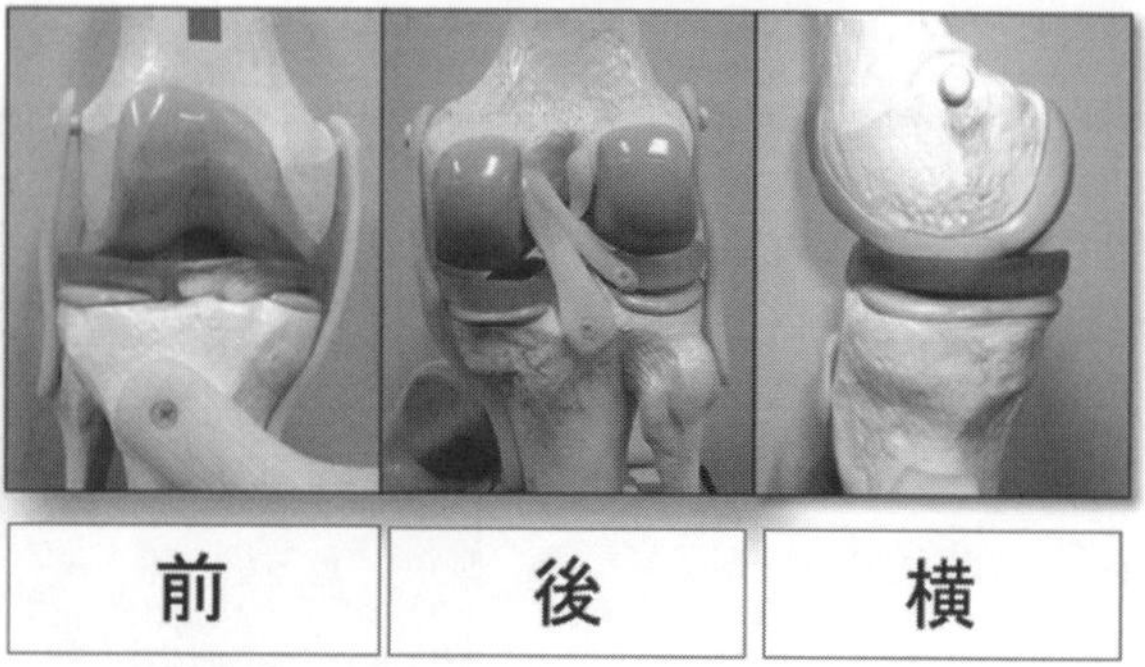

骨の表面を軟骨が覆っている

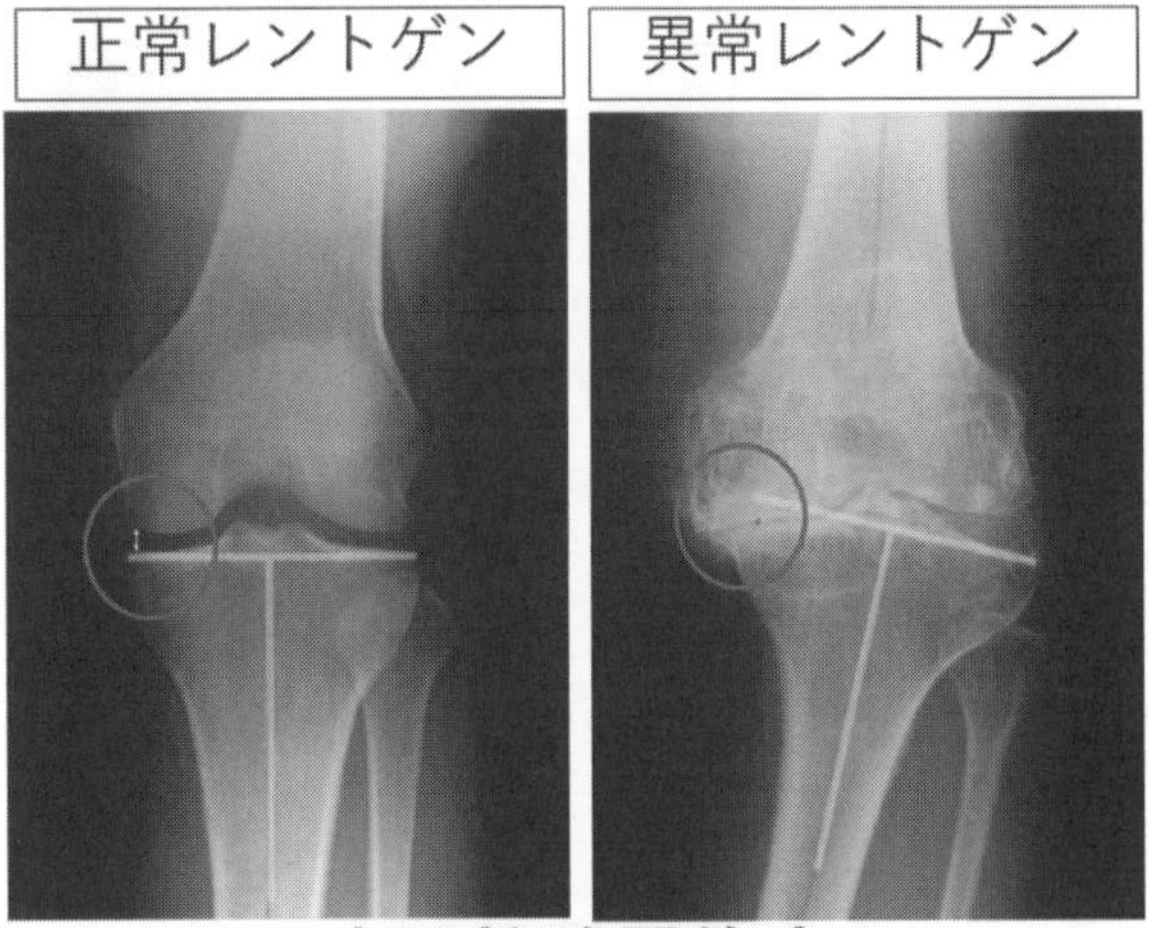

《変形性膝関節症》

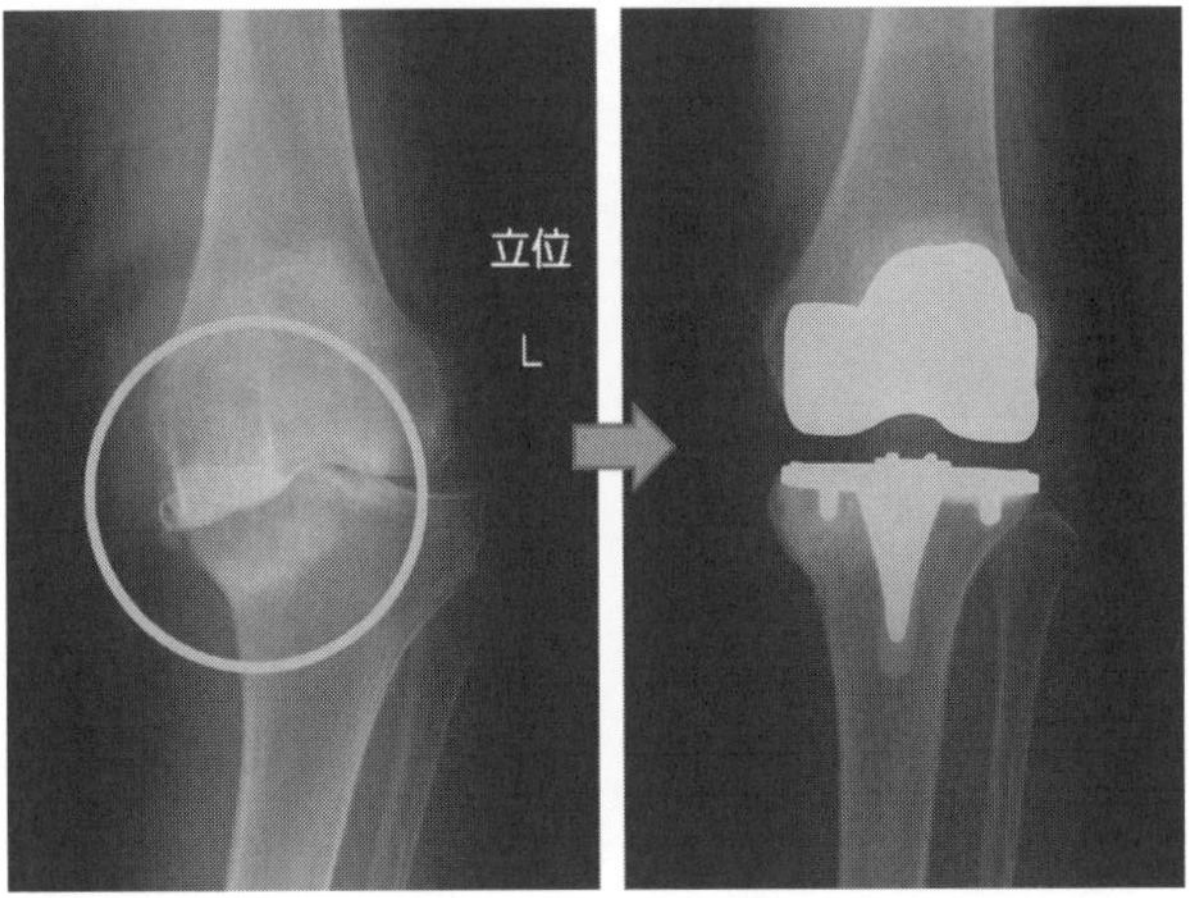

ひざセルフチェックリスト

次のような症状があるときは、整形外科を受診してください。

□O脚変形
□X脚変形
□水が溜まる
□痛みが治まらない
□腫れが治らない
□ゴリゴリ音がする
□ひざがピンと伸びない
□正座ができない
□階段で手すりを使う
□立ち上がるとき、ひざが痛い
□昔、半月板断裂をした。または今、半月板が断裂している

□昔、半月板切除術をした
□昔、靭帯断裂をした。または今、断裂している
□激しいスポーツをしていた
□肥満である
□今もスポーツを週何回もしている
□重労働を長年行っている

【股関節】

跛行、脚長差、痛み、体の傾き

変形性股関節症、先天性股関節脱臼、臼蓋形成不全《きゅうがいけいせいふぜん》、関節リウマチ、骨頭すべり症後、ペルテス病後、大腿骨頭壊死症《だいたいこっとうえししょう》

構造

股関節は、機械のボールジョイントのように、球状の骨盤の穴に玉状の大腿骨がはまっ

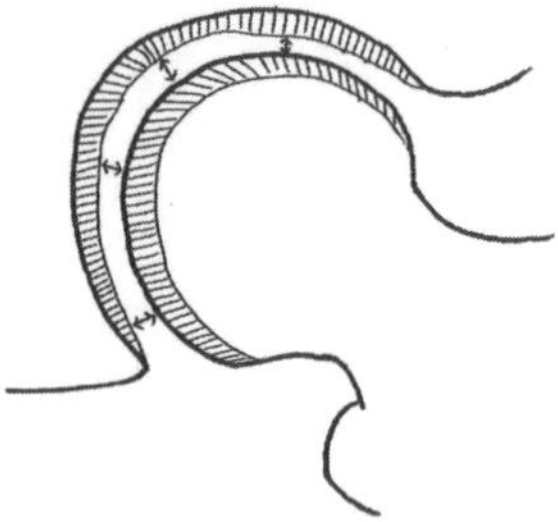

正常な股関節
骨盤の左右にある臼蓋という穴に、玉のような大腿骨の骨頭がはまっている

ています。穴の表面も玉の表面も軟骨で覆われており、これがすり減ると骨が露出し痛くなります。

変形性股関節症

関節の表面の軟骨がすり減り、骨が露出して痛みが出現し、さらに骨が削れて丸くなくなり、短くなり、溶けてチーズのように穴が空き、徐々に上外側に大腿骨頭がずれ、亜脱臼していきます。これが変形性股関節症です。

骨が削れることによって足が短くなり、股関節症に特有の体を揺すって歩く特徴的な跛行となるため、歩くのを見ただけで、ある程度診断がつきます。

原因は、なんといっても臼蓋形成不全が多くを占めます。骨頭壊死、骨頭すべり症、ペルテス病なども、最後は変形性股関節症になります。肥満、ケガ、スポーツ、重労働も将来変形性股関節症を招くことがあります。

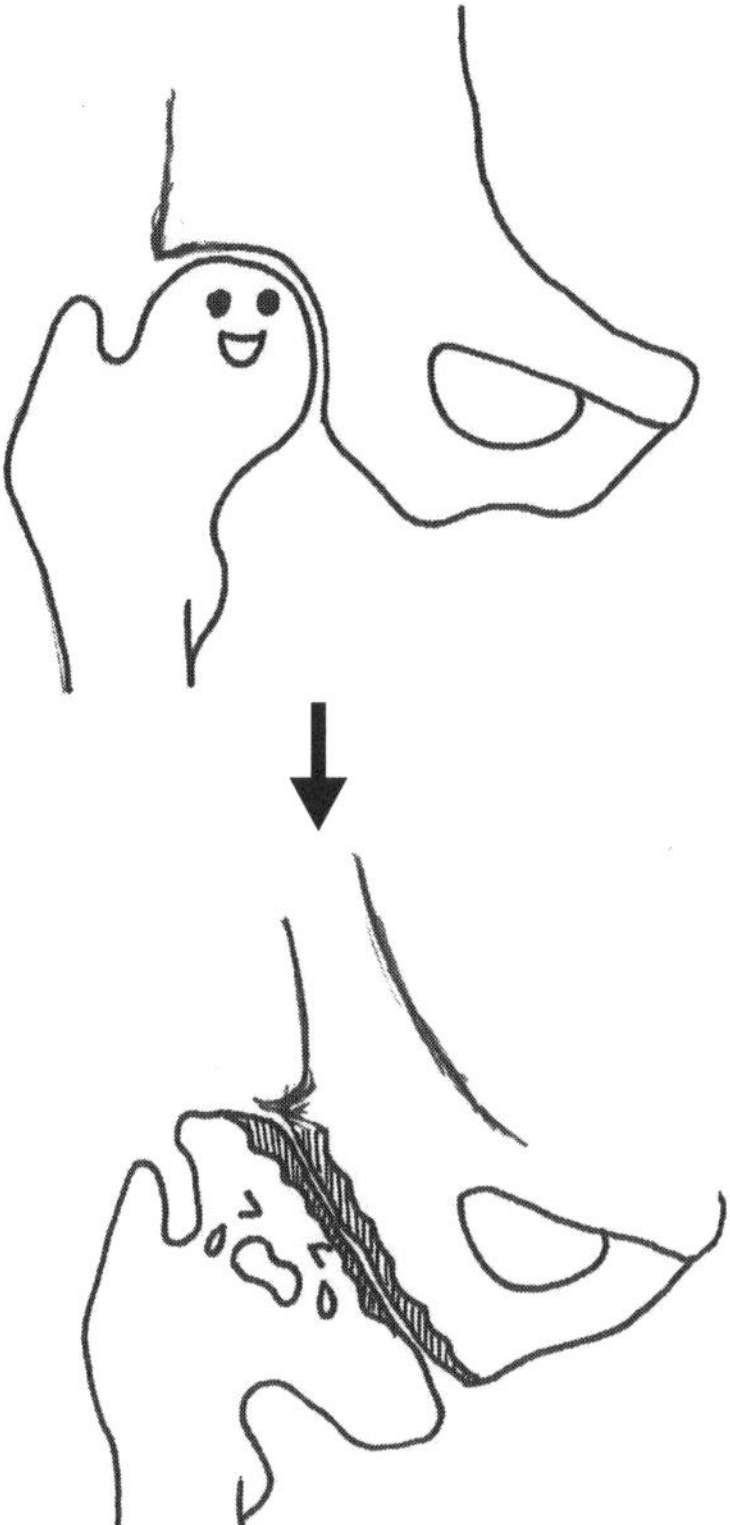

正常股関節（上）の軟骨がなくなって骨が削れ、骨盤がどんどん擦り切れ、脚が短くなっていくのが変形性股関節症（下）。骨盤が削れ過ぎると人工関節もできなくなる

変形性股関節症は、骨があるうちに人工股関節手術が望まれます。若いからやりたくないと思っても、骨が削れてなくなってしまったら元も子もありません。若い人には骨切り術をすることもありますが、将来は人工股関節術が必要で、骨切り術では痛みや跛行が残ってしまうことが少なからずあります。

臼蓋形成不全

臼蓋形成不全とは、股関節の骨盤側の臼蓋という丸い穴が浅い状態を指します。女性に多く、変形性股関節症の原因の多くはこれです。骨頭（玉）が入りきれず穴からはみ出て、少ない面積で体重を支えるため、軟骨がすり減りやすいのです。

軟骨があるうちは臼蓋回転骨切り術（RAO）や、骨頭が変形して丸くなくなったらキアリー骨盤骨切り術もあります。骨切り術は若い人が対象ですが、痛みや跛行が残ることもあり、たいていは将来、人工股関節置換術が必要になります。近年は人工関節自体が良くなって長持ちするようになっており、50代でも人工股関節手術を行っています。

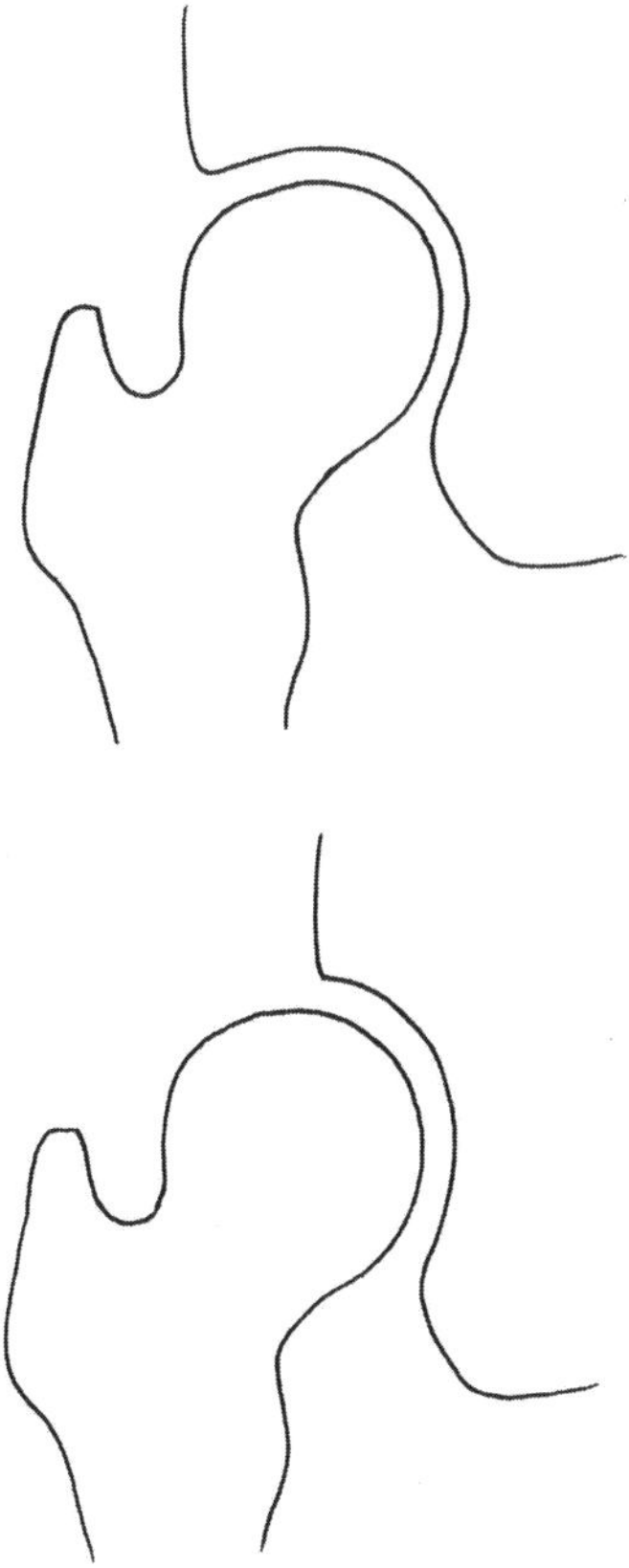

臼蓋形成不全（下）
正常な股関節（上）と比べ、臼蓋が浅く、大腿骨の骨頭がしっかりはまっていない

先天性股関節脱臼

女性に多く、生まれつき股関節が脱臼している（外れている）のが先天性股関節脱臼です。臼蓋の穴に大腿骨の骨頭の玉が入っていない状態です。乳児検診などが行われるようになり、今となっては、大人になるまで脱臼したままという人はほとんど見掛けなくなりました。その分、臼蓋形成不全が増えました。

大腿骨頭壊死

脳梗塞と同じように血管が詰まって骨が死んでしまい（骨壊死）、潰れて陥没《かんぼつ》します。壊死は広がりませんが、薬を飲んだり運動しても、死んだ骨がよみがえったり、潰れた骨が盛り上がったり、元のように回復することはあり得ません。壊死の範囲と年齢によって、骨切り術か人工股関節手術になります。ＳＬＥ（全身性エリテマトーデス）やリウマチなどでステロイドを飲んでいる人や、アルコール多飲の人に多く、特定疾患（難病指定）対象で、申請すれば手術費用はかかりません。

大腿骨頭すべり症

ぽっちゃり体形の小学校高学年の男の子に多く、成長期に大腿骨の上端（骨頭）の成長軟骨帯《なんこつたい》（骨が成長している部分で、レントゲンで見ると骨の端に線状に軟骨がある）と呼ばれる軟骨層が分厚くなり、荷重やスポーツなどで離断《りだん》し、後方に地滑りのようにずれてしまうのが大腿骨頭すべり症です。

これを治すには、ずれたまま杭を打つようにピンで止めるか、ズレを戻してピンで止めるかしなければなりません。

しかし、玉の先端、骨頭に行く血管が骨の中を通っており、それが詰まると玉の先端の骨に血液、つまり酸素と栄養が行かなくなり、骨細胞が死んで骨頭壊死となり、骨が溶け、玉が潰れたりします。ズレを戻すと壊死が出る確率が高くなります。

骨が付いていても、将来軟骨がすり減り、痛みが出た場合は、若いうちは骨切り術、将来は人工股関節手術が必要になります。若いうちに人工関節にした人は、症状がまったくなくなったからといって無理をすると、壊れたりすり減ったりして、将来入れ換え術が必要になります。

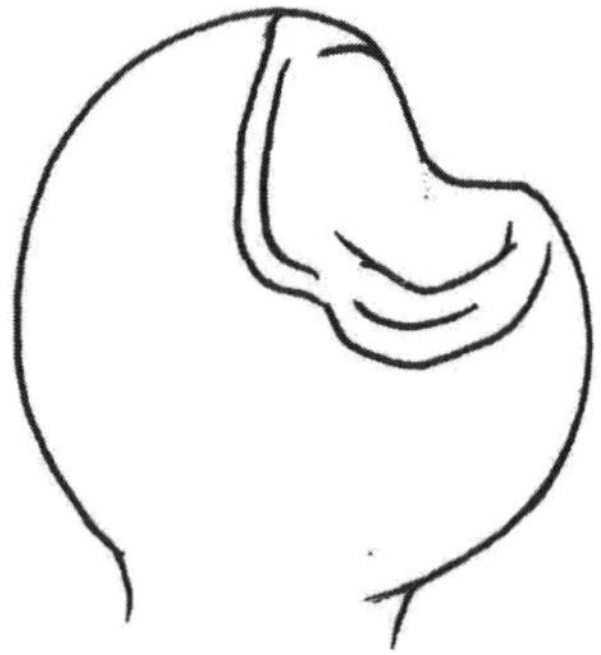

大腿骨頭壊死

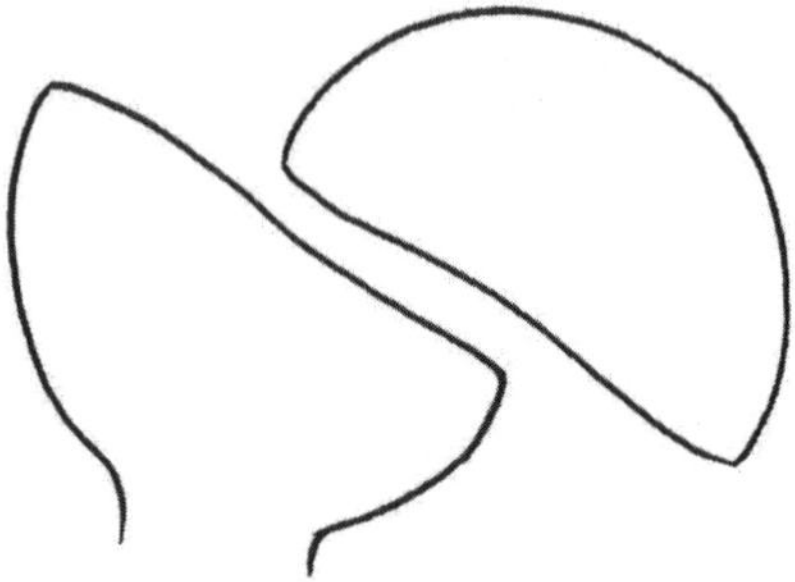

大腿骨頭すべり症

ペルテス病

小児期に骨頭壊死が起こる病気です。小児は大人と違って成長軟骨帯があるため、骨頭への血流が悪いといわれています。

原因は解明されていませんが、骨の中を通り、骨頭の玉の先端に酸素と栄養を届けている血管が脳梗塞のように詰まり、骨が死んでしまうのです。大人の骨壊死と違い、小児期にはリモデリングといって、骨がなんとか治ろうと変化するので、骨頭が大きくなるなどの変形が現れます。

若い頃は必要があれば骨切り術などが行われますが、最終的には変形性股関節症になるので、ある程度年を重ねたら人工股関節置換術をせざるを得ません。ただ、若いうちに人工股関節にする場合には、将来再手術もあり得るので、現在入っている機種名（商品名）やサイズ、メーカーなどを知っておくと、将来場合によっては部品交換の簡単な手術ですむかもしれません。

人工股関節置換術（T《ティー》H《エイチ》A《エー》）

軟骨がなくなったら、痛み止めを飲んでも筋トレをしても治ることはありません。最後は人工股関節手術をするしかないのです。

人工股関節置換術は、骨盤を丸く削ってカップをはめ込み、玉（骨頭）を切り取って、パイプ状の大腿骨にニンジンのように先細りになった金属の棒（ステムといいます）を入れ、その上端に玉をつけてカップにはめ込む手術です。

人工ひざと違って、金属と骨をつけるのに通常接着剤を使いません。金属の表面に小さな凹凸があって、そこに半年くらいで骨が再生してはまり込むことにより、完全に固定されます。骨が一度つくと、取り外すのは、ゆるんでいない限り極めて難しいです。

特に大腿骨に埋めた金属のステムを取り出すことは困難を極め、大腿骨骨折などを生じる可能性が高く、ゆるみがなければ抜去はできません。

金属はチタン製で、ＭＲＩが撮れます。

接して動く部分は、昔は上がポリエチレン（プラスチック）、下が金属で、プラスチックが消しゴムのように削れ、その削りカスが原因で免疫反応によりリウマチのように骨が

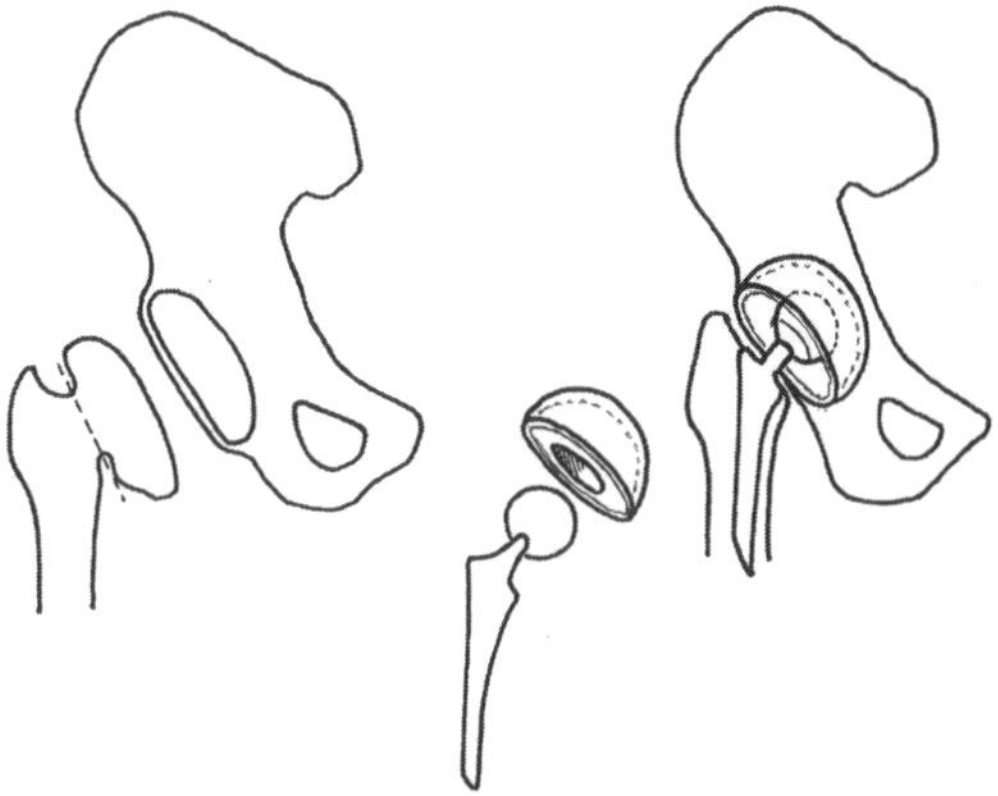

人工股関節
壊れた股関節を人工関節に置き換えると、まったく痛みがなくなることが多い。股関節専門医へ

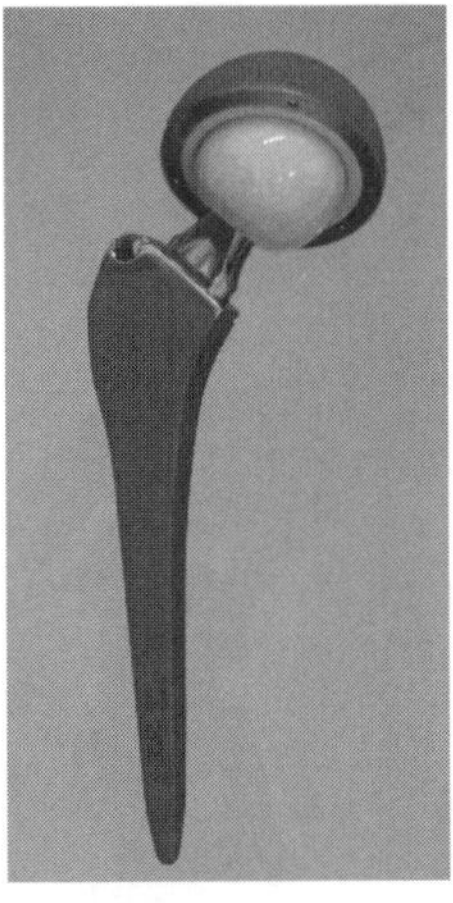

人工股関節

溶けてしまい、早期に再手術になる症例が多くありました。現在では、クロスリンクポリエチレンといって、特別に硬くしたプラスチックのカップと、セラミックまたは金属の玉の組み合わせがよく使われていますが、議論の最中であり、術者の考えで、病院によって使う人工関節が違います。

当院ではセラミックのカップにセラミックの骨頭を使っていますが、今のセラミックはまず割れることがなく、すり減りも極めて少なく、削りカスにより骨が溶けてなくなることがないので長持ちし、再手術が少なく、愛用しております。

痛みが完全になくなり、足の長さも同じになり、跛行もなく正常歩行できるようになり、満足度の極めて高い、好評な手術です。昔は大腿部痛が残ることがよくありましたが、今の機種にしてからはなくなりました。

術後も硬膜外チューブを腰に入れ、軽い下半身麻酔を５日ほど続けるので、まったく痛くなかったという人も多くいます。通常、翌日から歩行し、２週間で退院となります。股関節を屈曲し、ひざを内側に曲げると脱臼しやすいので、その格好は一生しないように注意です。

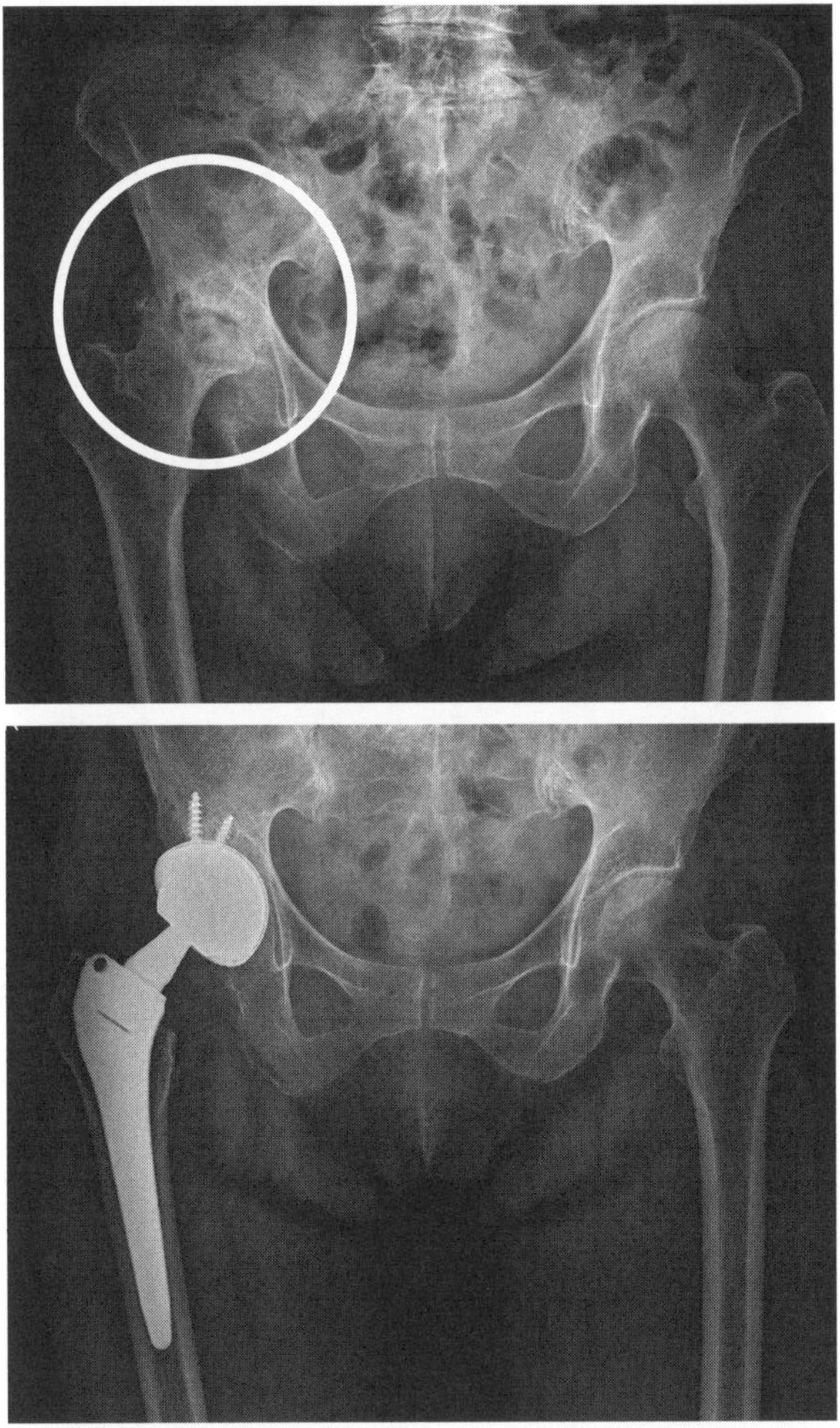

人工股関節置換術の術前（写真上）と術後（写真下）のレントゲン写真。術前は変形性股関節症により右股関節（向かって左側）の骨が削れているのがわかる。術後の画像では壊れたところが人工股関節に置き換わっている（白く明るく写っているのが挿入した人工股関節）

股関節がすり減って短くなった大腿骨を手術して正常の長さにすると、最初はすごく長く感じますが、リハビリをして骨盤の傾きが戻ると長く感じなくなります。中臀筋《ちゅうでんきん》（お尻の外側寄りにあって股関節を外側に開く筋肉）を鍛えて骨盤の傾きや跛行を解消していきます。

術式には、前方から入る前方アプローチ（切開）と後方から入る後方アプローチがあります。前方アプローチだと左右の股関節を両側同時にできますが、後方アプローチでは、両側同時にできません。

最近、前方アプローチを行う先生も出てきましたが、手術する人の得意な方法で良いと思います。特に重症例は上下に傷を広げられる、昔ながらの後方アプローチのほうが間違いがないでしょう。当院では後方切開で手術を行っています。

実際のところ、人工股関節は術後の痛みもほとんどなく、リハビリもさほど必要でなく、なんの違和感もなく完全に治った感じになることが多いようです。人工関節が入っていることすら自覚がないと言う方が多いと思います。

［図表４］壊れた股関節の治療法

病名	比較的若い人	50歳以上
臼蓋形成不全	⇒臼蓋回転骨切り術（RAO）	変形性股関節症になったら ⇓ **人工股関節置換術（THA）**
先天性股関節脱臼	（ほとんど見られなくなった）	
大腿骨頭すべり症	⇒（ズレを戻して固定）	
ペルテス病	⇒骨切り術	
関節内骨折	⇒観血的整復固定術（ORIF）	
大腿骨頭壊死	⇒骨切り術、 または人工股関節置換術	

手術時間は1時間前後で、出血量も少ないですし、感染もほとんどなく、脱臼することもめったにありません。

内股の内転筋腱が短縮して突っ張る場合が多く、手術の際、リリース（ゆるめること）を要することが多いです。

骨が付いてしまえばゆるむこともなく、当院ではポリエチレンではなくセラミック製のものを使っているので、骨が溶けてなくなる症例もなく、すり減ることもまずありません。20年で交換といわれておりましたが、30年以上持つのではないかと考えています。

ただ、何年経っても、ばい菌が入るとダメで、抜去術を要します。高熱が出た場合や、歯《し》槽《そう》膿《のう》漏《ろう》、下肢の傷、足の爪周囲炎、水虫、膀胱炎、腎《じん》盂《う》腎《じん》炎《えん》や敗血症などは注意していただきたいと思います。

手術のタイミング

夜寝ていても痛くなるようであれば、手術を検討したほうがよいと思います。また、脚長差による跛行がある場合も早く治したいところですし、骨が顕著に削れている場合には、手術が非常に困難になる可能性もあるので、若年でも骨が削れてなくなる前に手術を検討したほうがよいでしょう。

さらに、合併症がある方は合併症が悪化して手術ができなくなったり、年を取って手術ができなくなったりしてしまいますので、全身状態も考慮し、全身状態が良いうちに手術で完全に治してしまうことをお勧めします。

脚長差を放置すると、側弯症になります。反対側の股関節も悪くなるし、反対側のひざの外側も削れてきます。また歩行能力も落ち、バランスが悪いため転倒しやすくなります。

悪い股関節を治してしまえば、少なくともほかの部位は悪くなりませんし、転倒も防げます。痛みがなくなるだけでなく、跛行がなくなり、正常な歩行が手に入ります。ほかが壊れて痛くなったり、余計な手術をするくらいなら、また、転倒、骨折して別の手術をするくらいなら、早く悪いところを治してしまうほうが得策でしょう。

高齢になったら、どうせしなければいけない手術ならば、早くやってしまうほうが簡単な手術ですみ、とことん悪くしてからやるよりはずっと良い結果が出ると思います。若い人でも、とことん待って、骨が削れてなくなるまで我慢してしまうと、普通に行けば30年以上持つ人工股関節が数年で壊れて、再手術をする羽目になってしまいます。

人工股関節置換術は、痛みなく正常歩行が実現でき、腰などの痛みも軽減し、一生快適に歩いていられる極めて満足度の高い手術です。程度と年齢により手術適応が変わりますので、人工股関節を得意にしている医師とよく相談をして決めてください。

≪変形性股関節症≫

① 隙間がなければ軟骨がない。
② 軟骨が無ければ痛い。
③ 治る事はない、悪化する。

悪い例

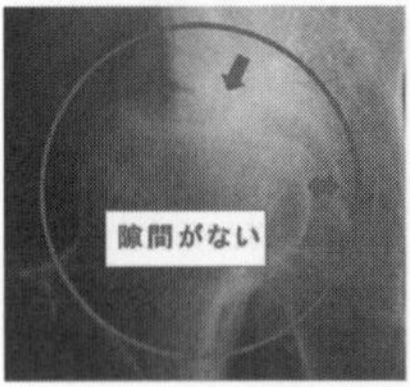

悪い例

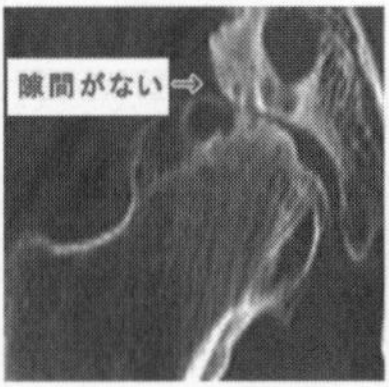

良い例

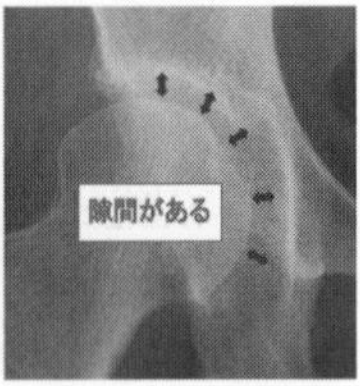

≪変形性股関節症≫

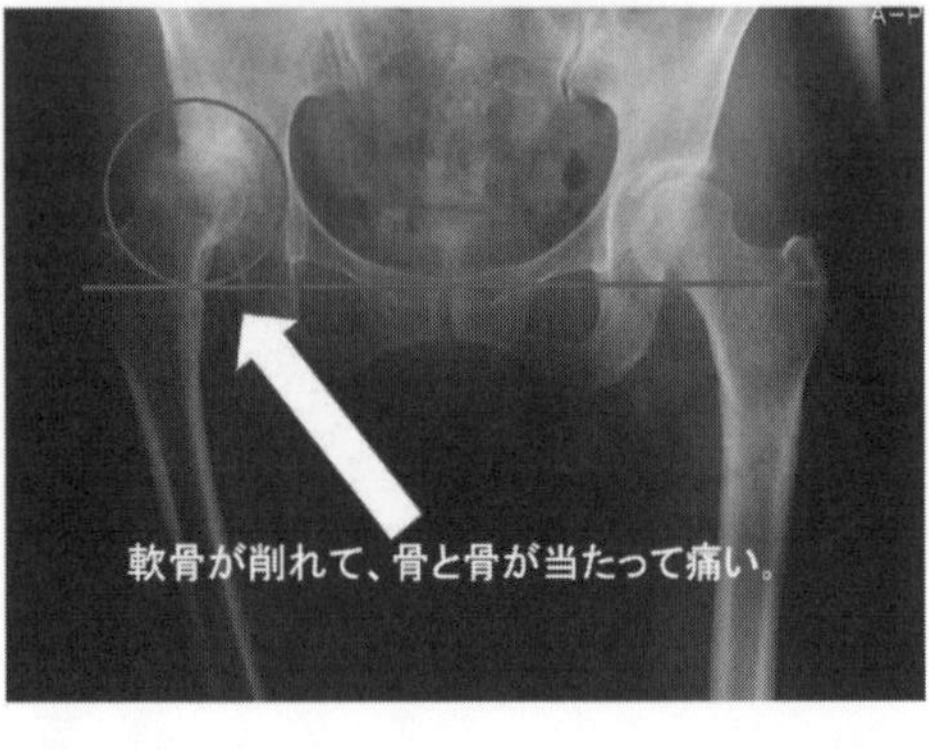

骨が削れて足が短くなり、跛行となる。

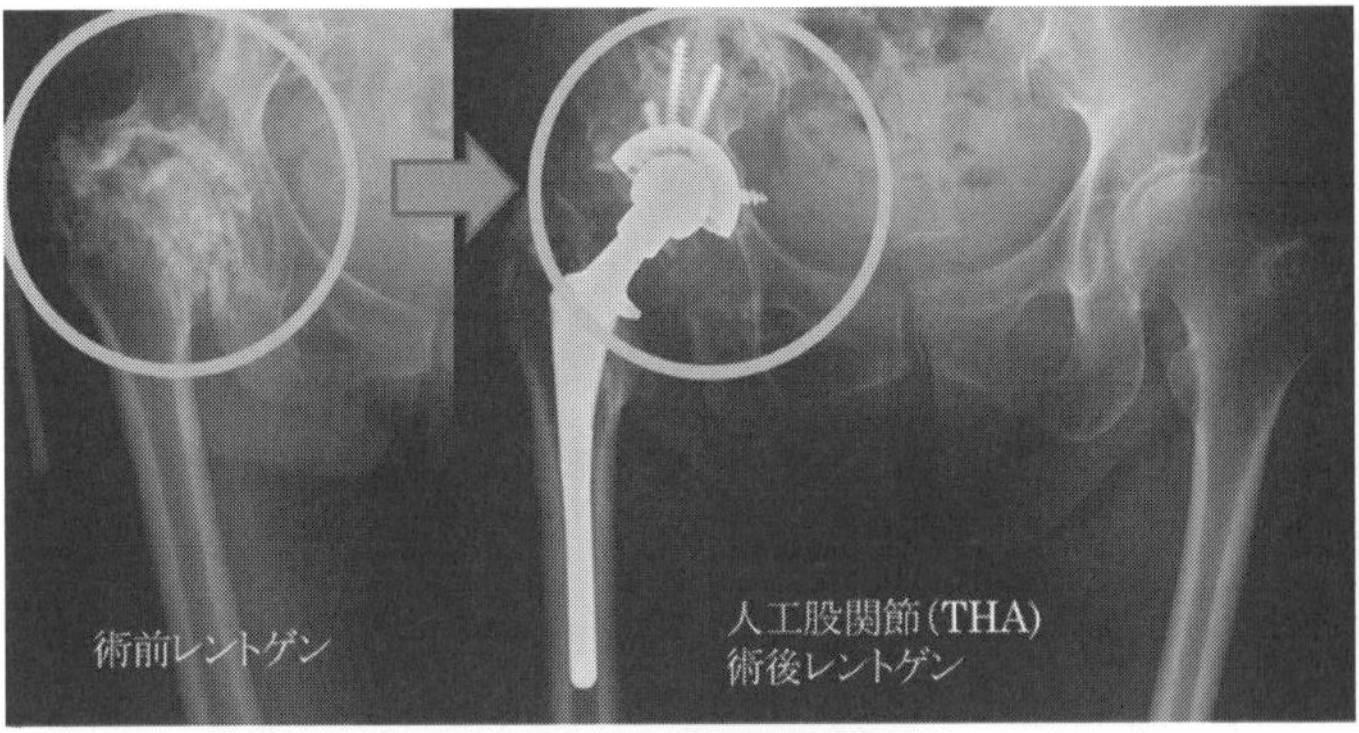

変形性股関節症

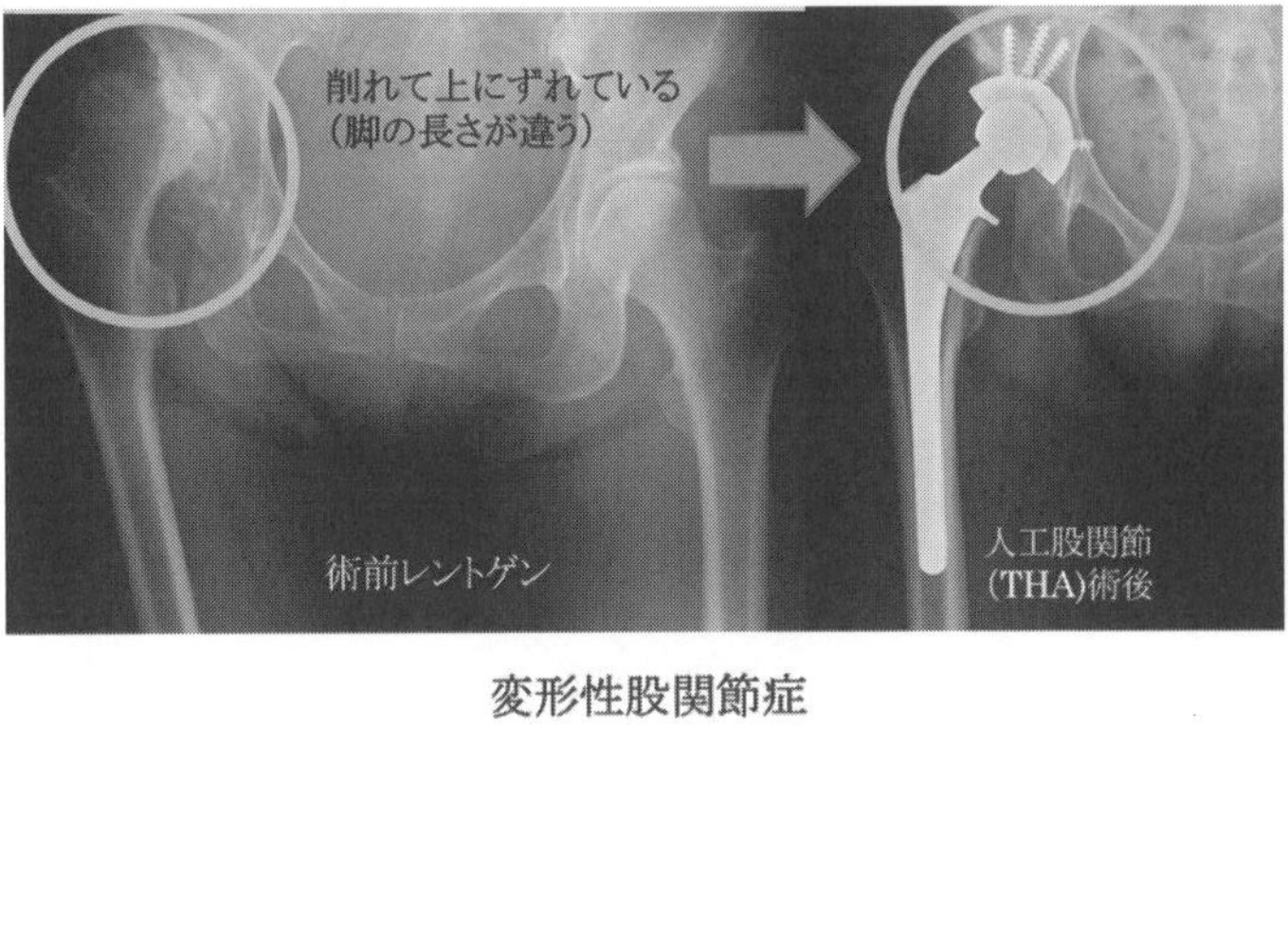

変形性股関節症

股関節セルフチェックリスト

次のような症状があるときは、整形外科を受診してください。

□立ち上がるとき、また（股）の付け根（鼠径部《そけいぶ》）が痛い
□長く歩いていると鼠径部が痛む
□夜、鼠径部が痛い
□股関節がゴリゴリ音がする
□体を揺すって歩く（跛行がある）
□座ったとき左右のひざの位置が違う
□骨盤の高さが左右で違う
□肩の高さが左右で違う
□激しいスポーツをしていた（している）
□重労働をしていた（している）
□母親、姉妹で股関節が悪い人がいる

□肥満
□先天性股関節脱臼
□臼蓋形成不全
□ペルテス病
□すべり症
□大腿骨頭壊死
□股関節脱臼骨折
□大腿骨頸部骨折

［第3章］

整形外科の正しいかかり方
これが分かれば腰ひざ股関節の
痛みや故障が治せる！

医者選びが最大の関門

どこに行ったら良いのか？
誰にかかったら良いのか？
どんな治療をすれば良いのか？

腰ひざ股関節シンドロームは老後の寝たきりの原因の主役ではありますが、正確な情報の不足で、治ることすら知らないとか、あるいは偏った情報の氾濫やスマホで調べる弊害により、選択肢が多過ぎて何が正解なのか分からずに迷っている、困っている、決断できないでいる、そんな人が多いのではないでしょうか。

たくさんの治療法がネットに溢れ、マッサージでも、運動でも、サプリメントでも、どの情報も絶対治ると書いてあるけれども、いったい全体、本当は何をすべきなのか、どうしたら良いのか、皆目分からないと思います。

重症で手術しなければいけないと思っている家族にとっても、どんな手術方法があるのか、それぞれどう違うのか、自分は手術が必要なほど悪いのか、手術しなくても良いレベルなのか、どこに行けば手術してもらえるのか、その手術をしているのは誰なのか、危険はあるのか？　本当に治るのか？　手術しなかったらどうなるのか？　手術は痛いのか？入院期間はどのくらいか？　治療費が高いんじゃないか？など、誰に聞いても正確に答えられる人がいないし、手術を説明する本もなく、スマホも手術以外のことばかりで、本当の情報が得られず、何が正解で、何を信じたら良いのか、誰を頼ったら良いのか、まったく分からず、間違った口コミや、商売まがいのネット情報に振り回され、五里霧中、光明を見出せず、進むべき道が分からなくて、不安で仕方がないのではないでしょうか。

　悩んでいる、または治らないものだとあきらめている人およびご家族にこの本が福音となり、道標（道しるべ）となり、今自分がどうなっているのか、今何をなすべきなのか、悪化してしまった場合、どのようにして治したら良いのか、どこに行ったら良いのかなど、この本によりカーナビのようにスッキリと迷いなく、ゴールに至る正しい道筋が分かる手助けになれればと思っています。

治療には保存療法（緩和療法）と手術療法（根治療法）がある

保存療法（緩和療法）は薬、リハビリ、ブロックで痛みを抑える、痛みと共存する、または炎症を取り、症状をなくす方法で、どの施設でも行われますが、主には入院施設のないクリニックで行われます。手術が必要なければこの治療を行ってください。

当院では患者さんも多いですが、検査の結果、薬などで十分という患者さんのほうがはるかに多いので、近隣の整形外科の先生に紹介状を書いてお願いしています。

開業の先生方とより密に連携し、信頼関係を構築することにより、重症の方を紹介していただける候補の1つに入れていただけたら、結果的にウィンウィンの関係になれ、なおいっそう良いと考えております。

痛みが強いとか、いつまでも治らないとか、変形している、跛行がある、長く歩けない、坐骨神経痛などの神経症状がある場合は、手術療法（根治療法）が必要な状態だと思ったほうがよいでしょう。この場合は、入院施設があって、腰やひざの手術をしている病院に行ってください。

ところが現実は、病院が軽症患者で溢れかえって機能不全に陥っていたり、入院施設のない整形外科クリニックに重症患者がたくさん紛れ込んでいたりして、それぞれの施設の治療内容と患者の重症度のミスマッチも生じています。

手術をする整形外科病院には手術の可能性のある人がかかったほうが良いし、手術が必要なければ、手術をしない、整形外科クリニックに移ったほうがお互いのためです。うまく連携して適切に患者層を配分し、分業できると医者にとっても患者さんにとっても望ましいのですが、その役割分担や連携があまりうまく取れていないのが実情です。

整形外科の意味するところは？

そもそも整形外科だけが、内科と外科に分かれていません。そこが患者さんにとっては分かりにくく、どこに行けば良いのか困惑する原因なのだと思います。

脳なら神経内科と脳外科、肺なら呼吸器内科と胸部外科、心臓なら循環器内科と心臓血管外科、胃や腸なら消化器内科と消化器外科、腎臓だって腎臓内科と泌尿器科など、それぞれの臓器ごとに内科と外科に分かれています。何をしている科なのかが、患者目線で分かりやすいのです。

しかし、整形外科は内科と外科に分かれていません。手術をしない整形外科医も手術をする整形外科医も同じ整形外科という表示です。そもそも整形外科という名前が分かりにくいのかもしれません（まれに顔も治してほしいという人がいるくらいなので）。

さらにややこしいことに、看板に整形外科と書いてあっても、実は外科の先生で、整形外科専門医でない場合も多いのです。少なくとも日本整形外科学会認定（専門医機構認定）の整形外科専門医をお勧めします。

保存療法を行うところは？

主に入院施設のない整形外科医院、クリニックなど。手術は行っておらず薬やリハビリ、ブロック注射などをするところで、検査としては主にレントゲンになります。

手術をする整形外科医はどこにいるの？

整形外科のある、入院ができる、手術室のある病院にいます。

ただし、仮に手術をする整形外科医がいたとしても、手でもひざでも腰でも、どこでも手術するわけではありません。手と首は構造も治療もまったく異なり、別の学問と言っても過言ではなく、通常手術する医師も別になります。

腰やひざや股関節も、それぞれ構造も手術も全然違います。大学病院などではそれぞれ別の医師の担当となります。整形外科は専門分野に細分化され、手術をする整形外科医の中でも専門分野、得意分野があるのです。

本来ならひざ外科、腰（脊椎）外科、股関節外科、手外科などの表示だと分かりやすいのですが、そのような表示は一切ありません。しかし、実際の中身はそのように細かく分かれていますので、同じ整形外科の先生でも、そのうちどれが専門なのかを患者側が調べなくてはいけないということなのです。

重症で手術の可能性がある場合、どこの誰にかかるのか？

この先生は手術する医者なのか、そうだとしたら専門分野はどこなのか？　どのくらいの手術数をこなしているのか？　これを調べたうえで医者にかからなければいけないということが大切なのですが、そこが最も難しいところです。そのため、誰もが適切な医師にたどり着けず、最適な治療を受けられないでいるのです。

腰の手術のことは腰を手術する医師に話を聞くのが最も良いし、ひざの手術のことはひざを手術をする医師に相談したほうが良いのです。手の先生に腰の手術のことを詳しく聞いても、相手も困ってしまいます。ましてや、整形外科以外の医師ではそれ以上に手術の正確なことは分からないと思います。

検査で悪くないのに痛みが治らないとき

ちゃんと調べて悪いところがなく、クリニックで痛み止めなどの薬やリハビリ、ブロック注射などをしても治らなかった場合は、同じ治療に固執せず、麻酔科の先生がやっているペインクリニック（痛みの外来）などに相談してもよいでしょう。マッサージやストレッチ、筋トレ、ジム、サプリメントなども、合わせて行うのがよいでしょう。

痛み止めを飲み続けると腎臓や胃腸が悪くなる？

痛み止めを飲み続けると腎臓や胃腸が悪くなることがあるので、重症だったり、いつまでも治らないときは、延々と無効な治療を続けるのではなく、その治療法では限界だと考えてください。

ブロックで神経の癒着《ゆちゃく》を生じる（無効なブロックを続けるのも考えもの）

硬膜外ブロックで痛みが一時的に治まったとしても、結果的にいつまでも治らない場合は、やはりその治療法では限界だと考えたほうが良いでしょう。

延々と硬膜外ブロックを続けると神経の癒着を生じ、手術の際に、神経を包んでいる硬膜が破れたりして、神経マヒが出やすくなります。さらに重症例では、ブロックで誤魔化していると、マヒが出たりして、手遅れになってしまうことすらあります。

整形外科は顔を治す科ではない！

整形外科は骨、関節、筋肉、神経、腱、靭帯などの運動器のトラブルを治す科です。痛みや変形、腫れ、しびれ、ケガや骨粗鬆症などを治療する科であって、顔を治す科（自由診療の美容整形外科）ではありません。

重症ならどこに行くべきか？

まったく動けないとか、激痛だとか、マヒがあるとか、明らかに変形しているとか、すごく腫れているとか、腫れが治まらない、いつまでも水が溜まる、などの症状がある場合や、入院の必要性がある場合は、入院施設のある病院に行き、ＭＲＩなどの検査をちゃんと受けたほうがよいでしょう。

また坐骨神経痛やしびれ、マヒ、膀胱直腸障害などの神経症状がある場合も、神経の圧迫が疑われ、放置するとマヒが出たりするため、寄り道せず、まずＭＲＩなど原因検索を真っ先にすることをお勧めします。レントゲンだけでは脊髄が圧迫されているかどうかは分からないので、レントゲンで異常がなかったからといって油断してはいけません。

長く歩くと痛い、しびれて足が出なくなるなど歩行障害がある場合も、放置するとどんどん歩く距離が短くなり、最終的には歩けなくなってしまう可能性が高いため、早期に原因を究明し、対策を立てたほうがよいでしょう。

また腰が曲がっているとか、伸ばすと痛いとか、ひざが痛くて正座ができない、動かすとゴリゴリ音がするなどの症状があるとき、または股関節が痛くて跛行のある人も、相当悪いと思われますので、あれこれ手を出さず、早くちゃんと検査をし、根本的に治療したほうがよいでしょう。

治療方針が医者によって違うのはなぜなの？

首尾よくMRIなどの精密検査までたどり着いたとしても、その画像を人間が解釈し、評価し、診断を下さなければいけません。医師によって言うことがまったく違い、戸惑っている人も多いと思います。

画像検査で原因を突き止め、治療方針を決定し、実際にその治療をするのは医師であり、その分野の手術を専門にしている人とそうでない人とでは、見立ても治療方針も異なるのは仕方のないことだと思います。そのために実績のある医師を自分で探さなければいけないのです。

一生に1回の手術であり、一生歩いていられるかどうかの岐路に立っているとすれば、そこは、重大な選択であり、こだわってほしいところです。ひざを得意とする医師に腰の相談をしてもあまり意味はなく、誰に相談するかは極めて重要なことです。

ドクターショッピング

外来をしていると、整形外科を何軒も回ってきたが治らなかったという患者さんがよく来院されます。ずっと薬やリハビリ、注射で様子を見ていたが治らないと。

治療して治らなかった場合はMRIなどの精密検査を受け、原因と程度だけは確認しておいたほうがよいと思います。検査の結果、重症であれば、薬を飲んでいてもリハビリを続けても、ブロック注射を続けても治ることは期待できません。腰なら腰の手術をしている医師（腰外科）を探して、かかったほうがよいと思います。

ここで大切なことは、病院を選ぶのではなく、ひざならひざを治療している医師（ひざ外科）を調べて、指名してかかってほしいということです。大きな病院に行くと手術する整形外科医が何人もいますが、それぞれ専門が違うのです。ですから、その病院の誰にかかるかが重要なわけです。

かかりたい医師の情報を集める

かかりたい医師の予約は何カ月後なのか、手術は何カ月待ちなのか、あるいは、年間の手術数なども、知りたいところです。

手術を受けようと思っている場合、多くの人は、詳しいことはわからないまま、ネームバリュー、規模、印象、評判、先入観だけで病院を選んでしまいがちです。しかし、手術は病院がするわけではないので、病院選びではなく医師選びだということを忘れないでいただきたいと思います。

では何を頼りに医師を探したら良いのでしょうか？

正しい情報がほとんど得られない中での医師選び、これがまた難題であり、第2の関門です。

人工ひざの手術を受けるなら、人工ひざの年間手術数がコンスタントに多い医師が良いでしょう。腰椎固定術を受けるなら、除圧術だけしかできない病院では意味がありません。

腰の手術数ではなく、腰椎固定術（ＰＬＩＦ＋ＰＬＦ）の年間手術数を調べるべきです。

やる気のある、脂の乗った医師が好ましいでしょう。外科医には旬というものが少なからずあります。何を見るのかは過去のデータや過去の評判ではなく、現在の手術数がポイントです。評判が良くても、その当時の医師がすでにいないということもよくあることです。

ランキング本はあてになるか？

ランキング本は参考にはなりますが、すべてが網羅されているわけではありません。多くの本で、老舗の大病院はもれなく載っていると思いますが、あくまでも出版社が調べた情報の中でのランキングであって、出版社の知らない新興勢力は漏れる可能性もあります。

ネット情報は信じられるか？

フェイクニュース、真実でない情報のほうが多いのです。うのみにせず、本当かどうかのファクトチェック、常識的な判断が求められます。

健康保険が使える病院であれば、どんなに費用のかかる大きな手術でも、手術を含む入院代は高額療養費制度を利用して15万程度ですみます。ネットやテレビでの宣伝まがいの情報につい心が動かされがちですが、保険が利かないところで何百万と払うよりも、まずは地元で保険が効く医師のデータを調べてください。情報が出回っていないだけで、地方の都市部にも、必ず名医がいますので、頑張って探してみてください。

大都会の医療情報は溢れるほどあり、都市部の人はちゃんと治療を受けているため、困っている患者さんも少なく、都会では腰やひざが曲がってやっと歩いている人はほとんど見かけません。一方、地方医療はスポットが当たることはなく、マスコミも地方を取り上げることはありませんので、地方の情報は極端に不足しています。地方に行くと、腰やひざが曲がり、シルバーカーにしがみついて、やっと歩いている人をしばしば見掛けます。

病院紹介の携帯サイトは信じられるか？

病院紹介の携帯サイトなどは、就職情報誌と同じように会費を払った医療機関しか載せていないことが多く、十二分な実績があっても紹介されていないことのほうが多いと思います。数多くの手術をしている当院ですら、雑誌やサイトによって、載っていたり、載っていなかったりします。

サイトの情報は必ずしも公平ではなく、偏っていることが少なくないと思います。鵜呑みにせず、自分の頭で解釈し直す必要があります。

「これだけで手術しないで治る」的な本、雑誌、テレビは信じられるか？

手術が必要な重症の人が、手術以外で根本的に治ることはあり得ません。それを分かったうえで読むべきでしょう。一時的に痛みは軽くなることもあるかもしれませんが、基本的には手術が必要でない軽症例が対象です。

口コミは信じられるか？

口コミも、時には参考になりますが情報として尾ひれがついて拡散し、真実をはるかに上回る評価が広まって行く場合もないわけではありません。

一般の方は自分の経験だけで治療を評価しがちで、ごく一部の人にしか効かない治療情報が、一部の押しが強い人の影響で一人歩きし、あたかも真実であるかのように、すべての人に効くかのような誤った情報として広まってしまうこともあるでしょう。

多くの人が共通して言うことなら一考の余地はあるかもしれませんが、一人の評価を鵜呑みにすることは偏見、思い入れが過ぎていて、危険だと言わざるを得ません。

ホームページは信じられるのか？

これがまた患者さんを惑わす情報の1つです。どの医療機関でも、脊柱管狭窄症や変形性ひざ関節症などの解説を載せていますが、必ずしもそれらの疾患を専門的に扱っていない場合もあります。

メディアリテラシーといって、この情報は正しいのか、どの程度信頼して良いのか、これからの社会は、ネット情報に対する常識的な判断が常に求められます。

いつまでも治らないとか、手術が必要かもと思った場合、どのような情報源であっても、確認してほしいポイントが1つだけあります。

確認するポイントはただ1つ、

ひざならひざの年間手術数、腰は固定術の手術数！

ひざの手術を年間何件やっているのか。腰の手術を年間何件やっているのか。腰の場合は除圧術だけではなく固定術を何件やっているかも知りたいところです。除圧術だけでは対応できない場合もたくさんあるからです。これだけにポイントを絞ってすべての情報を確認してください。実際に治した症例数がすべてだと思ったほうがよいでしょう。

ホームページも参考にはなりますがプロの業者を使って非常に魅力的な動画などを作られると、実力以上の印象を受けてしまう可能性もあります。

あなたが必要な手術を今でも年間100例以上執刀している医師を探せ！

あなたが腰の手術を必要としている場合、腰の手術を今なお年間100例以上（週2件で年間100例）執刀している医師であれば、安心して任せてよいでしょう。かつ、腰椎の手術を何件やっているかだけではなく、固定術なら固定術を何件やっているかといった手術の内訳こそが、最も知りたい情報です。除圧術しかしておらず、固定術ができない病院もあるので、そこは要注意です。固定術をしている医師は症例ごとに適切な方法を勧めてくれるはずです。

もしあなたが人工ひざの手術を受けなければいけないのであれば、ひざの手術が年間何件かというだけでなく、人工ひざを年間何件やっているかという情報が手に入れば、それが最も頼りになる正しい判断材料です。

大きな病院なら誰でも良いというのではいけません。手術は病院がするのではなく医師がするのです。しかし、正確なことは実際にはほとんど分からず、口コミだって間違っていることもあり、最も正確なのは、やはり、数字、実績なのです。

一生に1回の手術を妥協しないで

手術を誰にしてもらうかによって、あなたの人生は180度変わるかもしれません。手術の腕は、当然ながら医師によって明らかに違うのです。

特に腰ひざ股関節シンドロームの手術の場合、下手をすれば車椅子になる可能性もゼロではない難しい手術です。それを無事に成功させ、痛みを取ってくれる医師にかかる必要があります。

今この瞬間、あなたにとっていちばん腕の良い医者は誰なのか、それが最も大事なことです。同じ材料、同じレシピで料理をしても、誰が作るかで、味はまったく違うのと同じことです。

腰ひざ股関節は、年齢にもよりますが、悪いのであれば早く治さないと損をします。後遺症が残りやすかったり、手術が難しくなったり、早くやっておけば一生持つはずの手術が、あまりひどくなるまで放置すると数年で再手術になってしまうこともあります。

あなたを治してくれる先生は、近くにはいないかもしれません。腰ひざ股関節の手術は誰でもできるわけではなく、危険もあるからこそ、こだわることなく安易に手術を受けてしまうのは考えものです。

一生歩けるかどうかがかかっているのです。一生に一回の手術をこだわらずにどうしましょう。

一回の手術で一生歩いていられるのなら、たとえ遠くにでも行くべきでしょう。中国から手術に来る富裕層が、なぜ私のところに来るのでしょうか？　それは、こだわりがあるからです。手術の結果が良いから満足して次の人に勧めてくれるのだと思います。

かかりたい医師が決まったらどうしたら良いのか？

まずは病院に電話して、この先生にかかるにはどうしたら良いか、かかり方を相談すると良いでしょう。腰の手術をたくさんやっている先生かなど聞ければ聞きたいところです。

大学病院では、紹介状がないと診てくれないかもしれません。その場合は、かかりつけのお医者さんにその先生宛ての紹介状を書いてもらいましょう。整形外科の先生に紹介状を頼みにくければ、かかりつけの内科の先生に書いてもらっても大丈夫です。

紹介状がなくても、かかりたい医師が外来をやっている日の外来時間に間に合うように病院に行き、受付でこの先生にかかりたいです！　と伝えてください。混んでいるとか、今日はかかれませんとか、予約を取ってもずっと先になるとか、すごく待つとか、あれこれ言われても絶対妥協しないでください。

予約を取ってあらためて来るか、どんなに混んでいてもひたすら待ってください。医師も一生懸命一人ひとりを診療し、説明していますので、くれぐれも待たされたことで文句

［図表5］腰ひざ股関節手術　成功の条件

①正しい診断と正しい治療方針

②執刀《しっとう》医《い》の「手術」の技量《ぎりょう》

③「合併症対策」と、いざ合併症が出たときの対応力

④適正な「リハビリ」が行われること

⑤安静度などの指示をきちんと守ること

や皮肉を言うことのないようにお願いします。私どもも人間ですので、文句を言われてイヤな気分にならない人はいません。混んでいる医者ほど、死ぬほど頑張っているのをご理解ください。

頑張ってなんとか、かかりたい医師にたどり着いたとしても、まずどの人も判断材料として完全に見落としているのが、①手術室の情報、②合併症対策および、③リハビリの情報です。

手術室の数や感染対策、感染状況、麻酔科の常勤医の有無と人数、どの程度合併症対策ができる病院なのか、ＩＣＵはあるか、リハビリスタッフは充実しているのか、土日も毎日リハビリができ、退院してからも通院でリハビリができるのか、などの情報が、実はかなり重要です。

手術を成功させる条件は、①正しい診断と正しい治療方針（実はこれが最も大切！）、②手術自体のうまさ（経験数に比例することが多い）、③合併症対策と合併症が出たときの対応力、④適正なリハビリ、⑤患者さん本人が医師の指示どおりやるべきことをやり、やってはいけないことを自制できるか、の５つです。②の情報はなんとか手に入ったとしても、③、④の情報は入りにくいし、誰もがまったく考えずに手術を決めているのではないかと思います。

合併症が出たら治せる病院なのかどうかや、リハビリをきちんと行っている病院かも重要です。手術そのものがそう簡単なことをしているわけではありませんが、慣れている医師にとってはそれ自体がうまく行かないということは滅多になく、結果が悪い場合はたいてい、合併症やリハビリが原因であることのほうが多いのです。

特に合併症は、滅多にありませんが、想定外のことが起きたり、高齢者の手術だと、ほかの臓器に不具合が出ることも絶対ないとも限りません。

手術の情報ばかりが取り沙汰されがちですが、手術がうまくいっても合併症が出ればばかえって悪い結果になりかねません。

手術室の部屋数や広さ、きれいさ、クリーンルームなどの性能も、手術を受ける身にとっては大切なことです。なぜなら手術を受ける人にとって大切なことは、いちばんは執刀する主治医の腕！　２番目は手術の最大の合併症である、感染をいかに起こさないか！　なのです。手術がうまく行っても感染したら元も子もありません。古い手術室よりは新しい手術室のほうが、絶対、雑菌は少ないです。きれいに越したことはありません。

クリーンルームなのか？（陽圧換気といって手術室内の気圧を高くし、空気が手術室から外には流れるが、風が外から中に入らないシステムや、高価で特殊なヘパフィルターで手術室の空気をすべて濾過するシステム）

そしてスタッフの熟練度。同じ手術を年間何百件もやっているところでは、手術室スタッフも慣れており、病棟の術後管理も、何に気を付ければ良いのか分かっているはずなので、まず安心でしょう。異常の予防、発見、その後の対応は経験値で差が出ます。

手術室が複数あって、人工関節などの完全清潔手術と、外科の大腸手術など、雑菌をゼロにできない手術が、ちゃんと別の部屋になっているのか？　これも実はすごく重要なことです。ほかの手術で汚染されやすい手術室での手術は感染のリスクが高く、避けたいところです。

リハビリも重要

リハビリも、適正な時期に、正しい方法で、多過ぎず少な過ぎず適切に行わなければ良い結果は出ません。

例えば、腰の固定術、ＰＬＦやＰＬＩＦでは、マヒや脱力さえないのであれば、リハビリで動けば動くほど骨が付かず、金具がゆるみ、再手術になってしまう危険が高くなってしまいます。

骨が付くまで、治療経験豊富な医師から状況に合わせて適切な指示を受けることが最も大切でしょう。

一方、人工ひざでは、腰椎固定術と違って、十二分にリハビリをしないと固くなったまま、伸びなくなり、痛くて歩けなくなってしまいます。突っ張って硬くなったスジを、リハビリで柔らかくし、十分曲げ伸ばしできるように維持しなくてはいけません。また、筋力をつけないと立ち上がることができなくなったり、階段の上り下りができなくなってしまいます。十分なリハビリを行わないと、ひざが固まって痛くて結果も悪くなってしまうわけです。退院後、リハビリにかかれない病院も多いのですが、リハビリをやるのとやらないのとでは明らかに結果に差が出ます。

どの時期にどの程度歩いて良いのか、コルセットはいつまでつけたら良いのかなど、手術が成功してもその後の指導がなく、生活が悪くて骨が付かなくなってしまっては意味がありません。手術だけ良くても、その後十分な診察、指導、リハビリをしてもらえないのであれば良い結果は出ません。

手術だけして、はい終わりではないのです。しばらくは経過もちゃんと見ないことには、よくなるものでも間違った方向に行けば悪くなってしまいます。あまりにも高名な先生では、手術だけして、術後は若い先生に任せきりということもあります。リハビリの確認も重要でしょう。

週一の非常勤医師が手術するというが良いか？

週1回来る、大学病院などから派遣される非常勤の整形外科医が手術をするという場合もあるでしょう。医師不足の地方ではやむを得ないかもしれませんが、合併症もある難しい手術をしているわけですので、そのような施設で手術を受ける場合は、術後の管理なども含め、ちゃんと確認しておくと良いでしょう。

超高齢者と持病がある人は総合病院のほうが安全！

単科病院は、合併症がある方や合併症の出やすい高齢者は避けたほうが良いかもしれません。ベルトコンベア式の大量生産よろしく、3日で退院という有名なセンターもあります。日帰り手術や短期入院がむしろ積極的にアピールされ、意味もなく神格化されています。裏を返せば、合併症や全身管理には関与しないということでしょうか。産院などと同じで、何かあったら、それから治療してくれる病院を探し、転院の交渉をし、救急車で大きな病院に転送となるわけです。心臓や肺、脳の発作であれば、間に合わなくなることもあるでしょう。

想定外のことは、ドラマではありませんが、生じる可能性はゼロとは言えないので、手術中に予期せぬ出来事があった場合、ピンチの時こそ、執刀医の力量、真の実力が問われ、やはり経験値がものを言います。

さまざまなハプニングに対応でき、あらゆることに対処できるためにも、執刀医をバックアップする循環器、内分泌内科、麻酔科、リハビリ科などは必要であり、呼吸器、消化器、透析など複数の科があったほうが安心でしょう。

痛み止めが合わなかったり、手術や慣れない入院生活、強い痛みによるストレスで胃潰瘍になり吐血することもまれにあります。そのような場合に、消化器内科医が緊急の内視鏡をしてくれる体制だと安心です。

また、糖尿病の場合、血糖値が高いと免疫力が落ちて感染しやすいわけです。術前の教育入院や、術後のこまめな血糖コントロールは感染予防の基本です。インシュリンなど糖尿病治療薬の副作用として起こる低血糖は突然死の原因になりますし、かといって高血糖は感染のリスクが高くなるので、傷が治るまでの2週間、血糖値を100~200に細かくコントロールするため、常勤の内分泌内科、糖尿病専門医の併診が必要です。非常勤の医師では、とても細かなコントロールは困難ですし、命にかかわる低血糖など、何かあった場合に不在では対応できません。

常勤の麻酔科医も必要でしょう。術前状態の十分な把握、そのもとで適切な麻酔と合併症予防、安全な手術のためには麻酔科の占める割合は決して軽くはありません。安全に関しては命にかかわる問題でもあるので十分注意が必要でしょう。

程度に応じてかかる医者を換えることが最も大切

自分の病状に対し適切でない治療をずっと続けても治ることはありません。真面目に病院に通っていたのに、症状が改善せず歩行が困難になってしまうケースは現実に多いのです。

治療法も、医師も、ある程度自分の重症度にあった医師を自分で探して、積極的に、能動的にかからないと、治癒への道は拓けないし、１００歳まで歩いていることはできません。医者選びが、治癒への最大の関門なのです。

クリニックは通うところ、病院は精密検査をしたり、入院したり手術をするところ

症状がひどいときは、現在おかかりの医師から大病院に紹介してもらいMRIなどの検査を受け、自分の腰ひざ股関節の正確な診断名と程度を把握するべきです。どこが、どの程度悪いのかを分からずに、治癒への道は拓けません。

診察の結果、手術などの大きな治療が必要ない場合は、逆紹介状をもらって、整形外科クリニックやペインクリニック（痛みのクリニック）など、保存療法をしているところに通ってください。

筋トレは痛みを取るのに極めて有効なことが多いのですが、運動の種類によっては、悪化することもありますので、ジムのトレーナーに聞くのではなく、主治医に確認すると良いでしょう。

一方、成人脊椎変形（重度の側弯症）や脊髄腫瘍、脊髄損傷など、最重症のときは大学病院に紹介されることになります。とにかく腰ひざ股関節の異常が治らなかったら、精密検査を受けて、きちんとした診断名と程度を確認することが何より大切です。

［図表6］名医とは

来るものは拒まず去る者は追わず

①正しい診断を下せること（分析力）
②正しい治療方針を立てられること
③説明する能力が優れていること
④治療の実行能力、実力、腕があること
（実績がすべて）
⑤治そうとする熱意、情熱、誠意があること
⑥合併症対策をきちんとしていること

名医とは

名医とは、手術がうまい医師のことではありません。責任を持って患者さんを治し、最後まで見届け、ちゃんと良い結果に導く医師だと思います。

その大前提は見立てが正しいことです。正しい診断と正しい治療方針が出せて、それを遂行する経験と技術を持ち、さらには術後の合併症がないか目を配り、適切な時期に適切な指導をし、リハビリの成果も確認する医師であれば、名医と言えるかもしれません。

誠意があって、患者さんを気に掛けてくれて、良くなれば褒めてくれる。私自身、そんな医師でありたいと思いながら診療に邁進しています。

［第4章］
腰ひざ股関節手術の真実
痛みが消えた！　歩けた！
患者さんの歓喜の声

息子に手術してもらい腰痛の苦しみから救われ、「第3の人生」をもらった幸せな母親

静岡県　三輪美重子（86歳）

息子・道生の生い立ち

雄大な富士山の麓《ふもと》、静岡県御殿場市に生い立った道生は、箱根の山並みから昇る朝日を仰ぎながら、三キロの坂道を歩いて、小・中学校へ登校していました。

そのためか足腰の強い、たくましい子に育ち、運動会ではいつもリレーの選手に選ばれました。学校から帰ると、近所の友達と、メンコや野球などをして、暗くなるまで遊んでおりました。

保育園の運動会で鼓笛隊の指揮者を務めた頃から、友達や先生方にも厚く信頼されていたように思います。小学校では毎年、学級委員長、6年生の時には児童会役員を任されました。御殿場中学校でも生徒会長をしておりました。

高校は、地元の進学校である沼津東高校に進みましたが、往復2時間かかる通学時間を勉強に使いたいと、16歳で家を離れ、下宿をして勉学に励んでおりました。

我が家の教育方針は、「他人に迷惑を掛けない」「ありがとう、ごめんなさいが言える子」「一つ、これだけは誰にも負けない自慢できることを持つこと」でした。

そう教え育てましたが、本当に誰にも負けない立派な医師に育ってくれたことを、心からありがたく思っております。小さい頃から親に頼ることなく、とても親孝行で兄弟思いの優しい子でした。防衛医大を出た後、また慶應大学整形外科に入局したように、自分で自分の道を切り拓いてきた息子です。

スタッフの皆様に感謝！

私が息子の手術を受けたきっかけは、亡き夫の介護で腰を痛めたことでした。

４年前の平成27年頃、夫が認知症となり、介護に追われる日々が続いておりました。

ある日、お風呂が大好きだった夫が長時間出ようとしないので、家事をしながら様子を見に行くと、湯に当てられてぐったりとしていました。あわてて浴槽のお湯を抜いて抱きかかえたときに、私の背中から腰にかけて「ピキッ」と音がしました。

その瞬間から立ち上がれなくなり、二人でお風呂場に倒れ込んでしまいました。

幸い同居している二男に助けられましたが、それからは夫と二人で寝込んでしまいました。むしろ夫よりも私のほうが重症で、1週間はトイレにも這いずりながら行っていました。


激痛の中、生き地獄を見たような気持ちで、「このまま一生、痛みが取れなかったらどうしよう」「このまま一生、寝たきりになったらどうしよう」と不安な日々で、「夫より私のほうが先にダメになりそうだ」と何度も覚悟していました。

半月ほどでなんとか歩けるようになり、買い物に出てみましたが、続けて50メートル歩くこともままならず、腰を下ろす場所を探してはまた歩くという状態でした。結局、その後いつまで経っても、何をしても症状はいっこうに改善しませんでした。

もう我慢も限界になり、二男に相談したところ、「遠方でも、自分の息子に立派な医者がいるじゃないか」と言われ、宇都宮記念病院で、息子に診てもらうことになりました。

すると、狭窄症がひどく、手術したほうがよいとのことでした。

それまで病院とは縁がなく、86歳という高齢でもあり、初めての手術は不安でしたが、息子からも「1日でも早いほうがよい」と連絡があり、我が子を信頼して、30年8月2日に手術を受けました。

手術は大成功で、ベッドの上で目が覚めたとき、あれほど痛かった腰が軽く感じました。痛みがまったくなく、まるで夢のよう。周りのお医者さんや看護師さんが、神様のように見えました。

入院中は、大塚師長をはじめスタッフの皆様がよくしてくださり、人の温かさが身にしみました。この方たちが息子を支えてくださっているのだと思うと、感謝のあまり、毎日何度も手を合わせては、「ありがとう」とお礼を申し上げておりました。

激痛から解放されて自由に行動できるようになり、第2、いえ、第3の新しい人生がスタートしたような気持ちです。私は今、好きな物をたくさん食べ、存分に好きなことをやり、人生を楽しんでおります。長生きして、これからも車の運転、畑仕事、温泉、大正琴と、自由を謳歌していきたいと思っています。

この感激を、足腰の調子が悪くて我慢している方々に教えて差し上げたいと、心から思います。骨の異常は湿布では治りません。手術を早く受けるほど、早く楽になれるのです。

術後8カ月で、なんとハワイへ！

手術の8カ月後、孫（道生の長女）の結婚式で、ハワイに行くことができました。この夢のようなひと時はあっという間でしたが、宝物のような思い出ができました。

招待されたときには、片道8時間も飛行機に乗るなんて無理ではないかと心配したのですが、「（一族で）6人も医者が付いて行くんだから大丈夫だよ」という息子の一言で安心し、行くことに決めました。

息子や孫に手を引かれて、生まれて初めての海外旅行です。

常夏の国でホテルの17階から景色を眺めると、青い実を付けたヤシの並木道の向こうで、サーフィンをする人が白い波に戯れ、夕には水平線に真赤な太陽が沈んで行きます。まるで映画のシーンを見ているようでした。

息子と同じ部屋で、半世紀ぶりに親子二人水入らずの時を味わいました。夫と息子を挟んで「川」の字になって寝ていた頃を、懐かしく思い出しました。

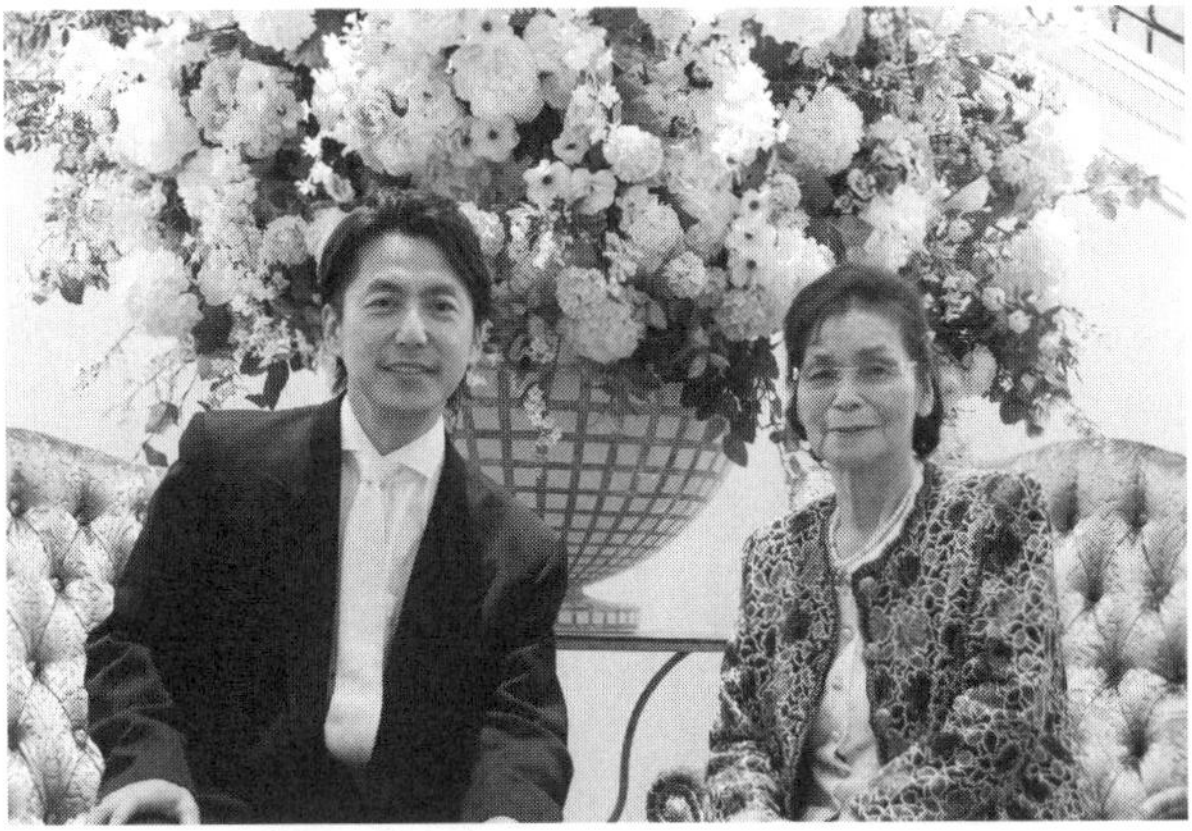

手術後すっかりよくなった母と

4日間、海沿いの街並みでショッピングを楽しみました。それとは別に、毎日息子と二人で散歩に出かけました。街中でも平気で私の手を引く道生は「リハビリだからね」と笑いながら、遠回り、遠回りをするのです。私が「もう足が棒で歩けないよ……」と言うまで、ホテルに連れて帰ってもらえませんでした。

孫の結婚式も映画のように素敵で、海をバックに白いドレスを着た孫の姿は、まるでモデルさんのようでした（こういうのは、婆バカと言うのでしょうか）。立派な息子や、やはり医者になった孫たちに囲まれ、孝行をしてもらって、自分は世界一幸せだと感じました。

大好きな大正琴にも復帰でき、静岡県代表の一員としてＮＨＫホールの全国大会にも最年長ながら出場することができました。

あのようにハワイに行けたのも、孫の晴れ姿をこの目で見ることができたのも、大正琴をＮＨＫホールで演奏できたのも、さらには分身ともいえる孫たちと出かけられるのも、みんな腰がよくなったからです。道生先生、多くの幸せを本当にどうもありがとうございました。きっと１００歳まで生きるから、これからもよろしくお願いします。

そしてこれからも、あなたの「誰にも負けないこと」を活かして、多くの患者さんたちを救ってあげてくださいね。（母より）

三輪先生を知らなければ、
手術を受けないまま歩けなくなっていた

栃木県　大塚シヅエ様（87歳）

79歳で両ひざを人工関節に

私は、三輪先生に両ひざと腰を手術していただきました。

ひざの手術を受けたのは２０１３年で、79歳の時です。

実は、ひざの痛みと歩きづらさには、10年ぐらい苦しんでおりました。その10年間は、三輪先生が宇都宮記念病院にいらっしゃる前で、別の病院に通っていたのです。

病院に行っても「年だから仕方ないね」と言われ、この痛みは一生治らないものとあきらめていました。ひざに水が溜まると注射で抜いていましたが、楽になるのはそのときだけで、家事や孫の面倒を見るのに難儀しておりました。

実のところ、看護師をしている娘でさえ、私のひざを治せる先生がいるとは思ってもいなかったのです。三輪先生が宇都宮記念病院にいらして、娘が一緒に働かせていただくことにならなければ、私は手術を受けていなかったのではないかと思います。

手術を受けた直接のきっかけは、熱中症で病院に運ばれたことでした。

その日、私は地元の仲間と一緒に、夏祭りの会場になる場所の草むしりをしていました。道路の舗装の上に座って草をむしっている間に、熱中症になり、脱水症状を起こし、救急車で娘のいる宇都宮記念病院に運ばれたのです。入院したのが、たまたま整形病棟でした。

すぐに体調は戻りましたが、そのときついでに、気になっていたひざのレントゲンを撮ってもらいました。すると、軟骨がなくなって、骨と骨がぶつかり、骨が削れ、溶けて穴が開いていました。それが原因で歩けなくなっていたのです。

三輪先生に、「このままでは車椅子になる」と言われ、娘が信頼している先生のおっしゃることですから、すぐに手術を決心しました。

思い切って手術を受けて、大正解でした。

左右の両ひざを人工関節に置き換える手術は、一度ですみました。

手術後、リハビリを始め、すぐには歩けませんでしたが、昨日は3歩、今日は10歩といった感じで、少しずつ歩けるようになっていきました。退院して3～4カ月も経つ頃には、すたすたと普通に歩けるようになっていたのです。

もちろん家事も楽になり、85歳まではスクーターで買い物に行っていました。

85歳で腰の圧迫骨折を手術

その後、今度は腰が痛みだしました。

また診察を受け、レントゲンを撮ったところ、今度は腰の骨が潰れていました。以前から手術したひざをかばって、ついドスンと座ってしまうことが多かったためか、圧迫骨折をして腰が曲がっていたのです。さらに、壊れた骨が神経を押し潰していました。

圧迫骨折は、骨が潰れて形が変わるので、それが上下に連鎖して骨折が広がり、徐々に背骨が曲がっていくそうです。進行するとやはり歩けなくなるということなので、85歳の時に潰れた骨を修復して神経の圧迫を取り固定する手術を受けました。

実はこのとき、整形病棟の看護師長をしていた娘も腰の手術をしております。ヘルニアによる痛みを我慢して働いていたのですが、私の腰の手術を機に、やはり三輪先生に手術をしていただきました。

私のように腰椎を固定した後は、６カ月ほどコルセットをすることになります。しかしリハビリは、ひざの手術のときほどつらくなく、頑張らなくてもすぐ歩けるようになりました。長く放置して神経が傷んでしまうと、しびれが取れなくなることが多いそうですが、私には幸い、そうした後遺症もありませんでした。

さすがに腰の手術後は、スクーターに乗るのは控えるようになりましたが、ともかく歩けるので、東北、新潟、熱海、箱根と娘や孫と旅行に出かけ、楽しく過ごしております。ふだん、家事の合間に裁縫をしております。年に20枚から30枚、半纏《はんてん》を作っては、お世話になった方などに1枚ずつ差し上げています。

周りには、私より10歳以上若くても、「ひざが痛い」「腰が痛い」「歩くのがつらい」と言っている人がいます。それを考えると、私は三輪先生に治していただき、とても幸せだと思います。高齢でも、内臓が丈夫なら手術を受けられるのですから、ひざや腰が悪い人は診察を受けてみるとよいのではないでしょうか。

私は、この年で痛みから解放されたうえ、ひざも腰も伸びてスタスタ歩けるため、いつも実際の年より若く見られます。姿勢よく歩けるようになり、見える風景が変わり、心まで明るくなり、前向きな気持ちで毎日を過ごせるようになりました。

痛みなく歩けるのはありがたいもので、娘が買ってくれた携帯に歩数計が付いているので、毎日、「今日は何歩歩いた！」と確認しています。

先生に治していただいたら、歩いてリハビリをするのは自分の責任だと思います。私にとって、それは自分のためでもあり、同居している娘のためでもあります。二人暮らしなので、私が弱ったら娘も存分に働けませんから、これからも頑張って歩き続けようと思っております。

三輪先生には、娘ともども、心から感謝しております。

看護師の娘からひと言

大塚京子様（前整形外科病棟看護師長、宇都宮記念病院看護部長代行）

高齢の方が家にこもってうつになる理由の1つは、腰、ひざ、股関節が痛いこと、歩けないことです。痛みを取り、歩けるようにしてあげなければ、気分がふさぎ、食欲もなくなり、全身状態が悪化して、寝たきりの原因にもなってしまいます。腰が曲がると胃が押され、食事もあまり摂れなくなります。

母も、手術をしていなければ、歩けなくなり、引きこもって、うつになっていたかもしれません。それが、手術後すっかり元気になり、家のことや、私のお弁当まで作ってくれるので、とても助かっています。

母の言うとおり、私も、母と同じ時期に腰の手術を三輪先生にしていただきました。

母が腰痛を訴えるよりも前に、急に右の下腿がしびれるようになり、薬を飲みながら仕事をしていたのです。そのうち、いくら痛み止めを強くしても、痛みのため長く立っていられなくなり、「これ以上は無理かな」と思ってＭＲＩを撮ると、腰椎椎間板ヘルニアが見つかりました。そのヘルニアが原因で、坐骨神経痛が起こっていたのです。

ともかく職場が忙しいので、痛みを我慢しながら働いていたところ、母の腰の手術が決まり、そのとき「私も母が入院中の今、手術を受けよう！」と思いました。術後に母が退院してから、私が手術を受けて入院したら、母を一人にしてしまうのが心配だったからです。

私が受けた手術は、椎間板ヘルニア摘出術（一般にＬＯＶＥ法と言われています）。これは、椎間板の飛び出しているところ（ヘルニア）を取り除く術式の1つです。

私は、術後2週間ほどで退院し、すぐに仕事に戻ることができました。神経が圧迫されていたため、手術の直後には少ししびれが残っていましたが、今はまったく問題ありません。

体に痛いところがある人は、我慢していてはいけません。ヘルニアも、ひどい人だとベッドの上でのた打ち回るほど、激しい痛みを伴うことがあります。手術をすれば、その痛みがウソのように取れるのです。

ところで、母が「見た目」のことを述べていますが、確かに、手術を受けると姿勢や歩き方がよくなり、表情も明るくなって、若々しい印象になる人が多いと思います。

かくいう私も若めに見られるほうですが、そろそろ近い将来の定年を意識する年齢になりました。とはいえ体も心も絶好調、やりがいもあるので、「痛くなければ定年まで頑張ります！」と宣言しています。

腰とひざを治してもらい、好きな踊りが続けられるようになって感激！

東京都　渡邉歌子様（会社社長・81歳）

偶然、踊りの先生が目にとめたテレビ番組がきっかけ

私は、手縫いのカーテンを作る会社を経営しています。

20代の頃、内職で縫製を始め、会社を創業して以来50年。今では、北海道から九州まで全国のお客様にご愛顧いただいており、主に大きな高級カーテンを、ホテルやテーマパーク、寺院などの施設に納める毎日です。ディズニーランドのホテルのカーテンも私が作ったものです。81歳の今も、こうして現役で元気に働けているのは、三輪先生の手術のおかげと感謝しております。

三輪先生の手術を受けることができたのは、いつも私を気遣ってくれる踊りの師匠が観たテレビ番組がきっかけでした。

私は昔から、仕事のかたわら日本舞踊を習ってきたのですが、しばらく前に、ひざが痛くなって、踊ることができなくなりました。なんとかまた踊りたいと、近所の医院に通っていましたが、何年もヒアルロン酸の注射を打ったりするばかりで、いっこうによくなりません。

そんなある日、師匠が「整形外科医・三輪道生先生」のことを知らせてくれたのです。何気なくテレビをつけたら、偶然、ひざの手術の様子が放送されていたそうです。

その番組は、三輪先生が紹介された回の『ヒポクラテスの誓い』（BS-TBS）でした。テレビにくぎ付けになった師匠は、詳しくメモを取り、三輪先生の手術の手際よさや診療の姿勢、患者さんの評判、病院の様子などを、すぐに私に知らせてくれました。

師匠は、「渡邉さんのひざと腰の痛みは、三輪先生に診ていただいたら必ず治る」と言ってくれました。

私は、そのとき75歳でしたが、歩くことすらままならず、「このまま寝たきりになるのか」「会社は続けられないな」「大好きな日本舞踊も、もうムリかな」と、お先真っ暗な気持ちでいました。

ぜひ三輪先生に診ていただきたいと思いましたが、師匠も番組を途中から見たため、「宇都宮らしい」ということ以上には、三輪先生が勤めていらっしゃる病院のことがわかりませんでした。藁にもすがる思いでテレビ局に問い合わせてみましたが、教えてはもらえませんでした。

そこで思い切って、痛む足を引きずりながら、確たる当てもないのに宇都宮に出かけてみたのです。すると運よく、宇都宮記念病院にいらっしゃることを探し当てたのです。

その日は病院に行き、こっそり診療の様子を見学だけさせていただきました。そうしたら、師匠が教えてくれたテレビ番組が流れておりました。三輪先生の姿勢や、手術の方法などを知れば知るほど、「先生に手術をお願いしたい」と思い、診察の予約を入れて帰りました。

両人工ひざ、腰のＰＬＩＦ

次の日に診察を受けて、ひざと腰が痛くて歩けないと訴え、ＭＲＩから心エコーまで、さまざまな検査を行った後、1カ月後にひざの手術を受けることになりました。両ひざを人工関節に置き換える手術です。

素晴らしいことに、三輪先生はその両ひざの手術を、1日で一度にすませてしまうのです。手術の日、実際に大手術が終わり、くの字に曲がった脚がまっすぐになっており、自分の体が変わったことを実感しました。時間も大してかからず、先生の手際の鮮やかさは夢のようでした。

その後、腰の手術も受けました。先生の診療は、リハビリの指導も的確で、回復の仕方も説明いただいたとおりでした。

患者全員に同じ姿勢で説明してくれる

また、手術の前にも、検査の画像を見ながら丁寧な説明を受けましたが、手術後も写真や検査画像で「体がどう変わったか」を説明していただきました。手術を受けた患者全員にそうされているのです。

三輪先生は、病院では副院長だと聞きました。ところが、そういう偉い立場なのに、友達に話すように親しく話してくださいます。その人柄に感激し、こちらも気持ちが前向きになるのです。

リハビリは、宇都宮記念病院を退院してからも、紹介していただいたリハビリ病院などで継続しました。せっかく素晴らしい手術を受けたのですから、私自身も頑張りました。

ひざも腰もよくなった今、私は以前にも増して元気で、会社でも先頭に立って働いております。踊りのほうでも大きな舞台に立つことができるようになり、張り合いを持って毎日を過ごしております。好きな日本舞踊では、来年も、再来年も、ずっと舞台に立ち続けたいと思っています。

これもすべて三輪先生とのご縁の賜物《たまもの》と、深く感謝しております。同じような痛みで苦しんでおられる方には、ぜひ先生に診ていただくことをお勧めしたいと思います。

ひざの故障を長く引きずって痛感！
病院にはきちんと調べてから行くべき

栃木県　遠藤孝男様（有限会社ハヤトＯＡシステム社長・61歳）

腫れたひざの水を半年で20回抜いていた

私は還暦を過ぎていますが、いまだに視力は1・5あり、髪も染めていません。内臓にも悪いところはありません。体には自信があり、50代までボディービルのジムに通い、ロードワーク（走り込み）も欠かさなかったぐらいです。

体を鍛えていたのは、動くのが好きだったこともありますが、若い頃に腎臓結石を経験してひどい目にあったので、また石ができることがないよう、運動して肥満を防いでいたことも理由の1つです。

ところが数年前のある日、足に違和感を覚え、ひざの異様な腫れに気づきました。突然のことに理由もわからず、とりあえずよく知っていた大きい病院に行きました。

診察を受けてレントゲンを撮り、変形性ひざ関節症と診断されました。そして、「水が溜まっているから抜きましょう」と言われました。そのときは、腫れが引いてしっかり歩けるようになりたい一心です。その治療で治るとばかり思ったので、否も応もありませんでした。

ところが、水を抜いても足の具合はよくなりませんでした。10メートルも歩けないのです。「では、足の運動をしましょう」と言われ、リハビリが始まりました。

しかし、リハビリをしてもひざの調子はいっこうに元に戻りません。痛み止め、湿布、リハビリ、そしてヒアルロン酸注射、さらにはサプリメント……。気がつくと私は、1週間に4回も通院するようになり、治療が行くたびに追加されていきました。

相変わらず水も溜まり、どうにかして腫れが引かないかと、ひざにラップを巻いてみたりもしました。今にして思えば効くはずもなく、「なぜだ？」と自問しながら、毎朝メジャーでひざの太さを測る日々が続きました。腫れると痛みが悪化するため、結局半年の間に20回ぐらい水を抜きました。

サプリメントで歩けるようになるわけがない

その頃、ちょうど大学を出て病院に勤め始めた娘（作業療法士）に、「お父さん、いくら通っても、今の病院では治らないんじゃない？」と言われました。

実は私は、その病院でサプリメントも買っていました、娘からは、「経口でとった成分は肝臓で吸収されてしまうので、ひざには効かないよ」とも言われていました。それでも、痛みがある者は藁にでもすがりたいのです。

私は、すでに高価なコンドロイチンを飲んでおりました。病院で「サプリメントなんて効かないですよね」と言ったことがあります。すると、「そんなことはありません。これも効きますよ」と、病院で扱っている別のサプリメントを勧められたのです。必ず治ると言われ続け、言われるままに飲み続けましたが、やはり効くはずもありませんでした。

そんな状態がさらに半年も続いていたので、とうとう娘も「そこではダメなんじゃない？」と言ったわけです。

私は、「もう一度ちゃんと聞いてみる」と言ってまた病院に行き、治療方針について相談してみました。すると、「さらに半年経って変わらなかったら考えましょう」と言われたのです。

「このまま治療を続けても治りはしない！」と、ついに私も目が覚めました。患者は治りたいから病院に行くのであって、ずっと通い続けるのが目的ではありません。

そのとき、インターネットで調べて見つけたのが、三輪先生でした。実は、病院でリハビリの仕事をしている娘にも、以前から三輪先生を勧められていたのです。

私は、事前によく調べもせず、なんとなく知っていた病院に通っていたことを後悔しました。

宇都宮記念病院に行ってみると、三輪先生の診察は非常に混んでいました（常に混んでいるのです）。私も、CT、MRIを撮るのに2、3時間待たされました。

しかし、いざ先生の診察を受けてみると、「これは違う！」と確信しました。

私は、前の病院で診断されていたとおり、自分は「変形性ひざ関節症」だと、三輪先生に告げました。すると先生は、「それはとりあえず、仮の病名ということにしておきましょう」と言ったのです。

診断の結果、私のひざに水が溜まっていた原因は半月板断裂でした。ひざのクッションである半月板が千切れて散らばり、関節内に炎症を起こしていたのです。放置すると変形性ひざ関節症に進行するそうです。

今では三輪先生の応援団長！

1カ月後に入院し、散らばった軟骨のかけらをクリーニングする関節鏡手術を受けました。手術はあっという間に終わり、傷跡もほとんど残らず、翌日から歩行のリハビリが始まったのです。

「痛くない！」と、私は驚喜していました。

それまで死ぬほど痛く、週4回も通院していたのですから、急によくなって、あっけに取られるほどでした。退院後は痛みもしびれも残らず、もちろん水が溜まることもなくなりました。

私は、医師によって診断も治療方針も全然違うし、レベルも違うということを実感しました。そこで、それ以来、痛みで困っている人の力になりたいと、講演会を主催して三輪先生に話してもらうなど、患者の啓発に努める側に回りました。

痛みがなく、普通に歩けている人は何とも思わないかもしれませんが、歩けるというのは本当に素晴らしいことなのです。

私の周りで、腰、ひざ、股関節が悪くて困っている人がいると、三輪先生を自信を持って勧めています。紹介した人たちは、みんなよくなって喜んでくれ、私も感謝されます。

例えば、股関節が小さい頃から悪く、50年近く痛み止めなしでは歩けなかった人がいます。いつも歩くのが遅くて周りに迷惑をかけていたそうですが、手術をしたら「体が真っすぐになって、スタスタ歩ける、身長も伸びたし、人生が変わった」とびっくりしていました。

また、ひざと腰が痛くて歩けず、ほぼ寝たきりだったあるお寺の奥様も、手術を受けたら痛みが取れ、歩けるようになって、京都の娘さんのところまで出かけられるようになったそうです。ご本人は「第二の人生みたい」とおっしゃり、住職も、長生きできないのではと心配していた奥様がスタスタ歩けるようになって、大喜びしていました。

本当に困ったときにちゃんと治してくれる三輪先生のようなお医者さんもいるということを、世の中の人に広く知ってほしいと思います。

ただ、私は三輪先生を代弁する意味で、「先生も神様ではないので、100%じゃないですよ」と、念を押すようにしています。先生自身も言っていますが、病院はなんとなくかかってはいけません。自分で調べ、自分の判断で受診してほしいのです。

有限会社ハヤトＯＡシステム
http://www.hayato-oa.jp/

「理想の高齢期」と三輪先生も絶賛！
80代でひざと腰を治して第2の人生を謳歌

栃木県　坂本壽津子様（92歳）

歩けるからこそ、おしゃれをする気になる

私は今92歳ですが、80代でひざと腰の手術を受けました。

手術後も、「痛みがなくても、年に1回検査を」と三輪先生から言われており、1人で電車に乗って宇都宮まで通院しています。

先生の手術を受けて、本当によかったと思っています。

足が真っすぐに伸びて平気で歩けるからこそ、気持ちが前向きになって、おしゃれをする気にもなります。一人暮らしの私は今も自分で家事をこなし、自転車で2キロ先のマーケットまで買い物に行くのですが、そのとき真っ赤なブルゾンを着て出かけたりします。

外出時には、なるべくお化粧もいたします。

三輪先生にひざを手術してもらったのは、2011年の3月、85歳の時で、大震災の直後でした。その後、5月に腰の手術も受けました。80代にして生まれ変わった感じです。

この手術までには伏線があって、少し前に骨折で手術を受けていました。1月に自転車でマーケットに行ったとき、いつもと違う入口から駐車場に入ったら、植込みに乗り上げた自転車が、自分の足の上に倒れてきてしまったのです。

大腿骨を折って、救急車で病院に運ばれました。そして、折れた足に金属の棒を入れて、1カ月入院しておりました。

ところが、あまりリハビリをしないまま1カ月ベッドに寝ていたせいで、体が動かなくなってしまったのです。退院して家に戻っても、うまく歩けず、トイレに行くのさえ大騒ぎでした。

そのとき、娘に「宇都宮に良い先生が来たよ！」と言われ、連れて来られたのが宇都宮記念病院、そして、その先生というのが三輪先生でした。

先生に初めて診てもらったとき、実際に歩く様子を診察されたのですが、私は杖をついてソロソロと歩くのがやっとの状態でした。

検査を受けたところ、曲がったひざももちろんですが、腰の神経まで悪くなっていると言われました。背骨（脊椎）から出ている神経に2カ所、潰れて切れそうなところがあるから、マヒが悪化する前に、少しでも歩けるうちに手術したほうが良いということでした。

ただ、正直なところ、手術は怖いと思っていました。

手術は怖い？　でも物は考えよう！

私はもともとひざが悪く、O脚でした。

嫁ぎ先が農家でしたから、田んぼの草刈りなど、毎日農作業をしていて、50代の半ばから両ひざに痛みがありました。それでも嫁の立場ですから、病院にかかろうとは思いつきもしませんでした。また、50代の頃は、ちょうど両親が二人とも体が弱ってきていて、介護で毎日が終わる状態で、病院に付き添いで泊まり込んだりもしていました。

60代になってからは、腰も傷めました。やはり病院へは行けず、傷めた後2年ぐらいは外へ出る際、杖が要りました。それでも、腰をかばいながら草むしりでも何でもやっていました。

三輪先生に診てもらったとき、娘が「この際、先生に悪いところを全部治してもらいましょう」と言ってくれたので、背中を押されるように手術を決めたのです。

その頃、夫はすでに亡くなっておりました。娘は「お父さんが生きているうちに手術すればよかったね」と言いましたが、実際に夫が生きていたらどうだったでしょう。

娘の旦那さんが転勤族だったので、夫と私は十数年間ずっと２人で暮らしてきました。手術で入院して夫を１人にするのは気の毒でしたから、きっと踏ん切りがつかなかったのではないかと思います。

ともかく、今でもやっている農作業のことも考えて、手術の時期は３月と５月にしました。

ひざの人工関節手術は、３月に両ひざを一度に受けました。こんな手際の良い手術をできるのは、三輪先生ならではなのだそうです。

手術後、写真を撮って、以前のＯ脚と比べて見せてもらいました。痛みがなくなっただけでなく、足が真っすぐになっていて、とても嬉しく感じました。

その後、５月に腰の神経の圧迫を取り、骨を固定する手術を受けました。この手術も大成功で、２カ月後には、また自転車に乗って買い物に行けるようになりました。

ひざや腰に、私と同じような痛みを抱えている人には、ぜひ手術を考えてもらいたいと思います。女はいくつになっても家のことで忙しく、なかなか治療に踏み切れない人も多いと思います。私自身手術が怖かったので、不安に思う気持ちもわかります。

でも、物は考えようではないかと思います。

手術を受けて入院すれば、４人ぐらいで相部屋になります。そのお仲間に自分から声を掛けてお付き合いすれば、気持ちも楽になるし、いろいろ勉強にもなります。何週間も病院にいるのなら、自分でそれをプラスの経験にすることも大事ですよね。

私は、子どもの頃から好奇心が旺盛だったせいか、自然にそういう考えで入院生活を過ごせて、楽しい思い出になりました。

長年の激しいトレーニングで壊れたひざを根本的に治すため手術に踏み切ったアスリート

栃木県　安藤謙様（会社社長・52歳）

日本に帰化した空手の全米王者

私はイランで生まれ、アメリカで育ちました。日本に来たのは１９９１年ですから、もう30年近くになりますね。

大学を出たばかりで来日したのは、空手を極めるためでした。空手の全米チャンピオンになった当時の目標は、３年間、本場の日本で空手の修行をし、世界大会で良い成績を収めること。その後、アメリカに帰国して、心理学の博士号を取るつもりでした。

ですが、日本で暮らしてみると、この国が大好きになり、永住を希望するようになりました。そして、２０１４年に国籍を取得し、日本人になったのです。昨年の６月には、日本人の妻と結婚しました。

ひざを壊したのは、かなり前です。強くなりたくて、スクワットや１６０キロのベンチプレスを毎日繰り返していましたから、その影響で、見えないひざの中を、どんどん壊していたのです。

当然、痛みもありましたが、「格闘技だから当たり前」と思っていたところもあります。今となってはおかしな話ですが、筋肉を増やせば大丈夫だと、自分も格闘技仲間も信じて疑いませんでした。

現在は、関節に負担をかけずに筋肉を鍛えるメニューが筋トレの主流になっていますが、昔はそういう考え方ではなく、関節を傷めるトレーニングが主流だったのです。

ひざの軟骨がなくなっていた！

今、私は栄養食品と化粧品の製造・輸入・販売の会社を経営していて、宇都宮ライオンズクラブの一会員として活動しています。

昨年、東京のあるライオンズクラブのチャリティーボウリング大会に出て楽しかったので、もっとうまくなりたいと練習を重ねていたところ、昔から悪かったひざの痛みが強くなってしまいました。投球のときに足をねじったりするのが悪かったのでしょうね。

痛みがひどいので調べてもらおうと思ったとき、友達の医師会の副会長のお嬢さんから、三輪先生を紹介してもらいました。

実際に病院に来てみると、患者のおじいちゃん、おばあちゃんたちが、「三輪先生のおかげで歩けるようになった」「曲がっていた腰が真っすぐになった」などと口々におっしゃるので勇気づけられました。

そして、先生にひざを診てもらうと、とんでもない状態になっていたのです。先生にとっても予想していた以上のひどさだったようで、腫れ上がった私のひざを見て、「この足でどうやって歩いていたの？」と信じられない様子でした。

詳しく調べてみると、半月板は断裂し、骨の表面の軟骨がすっかり削れ落ちていたのです。それまでも、痛み止めや軟骨のサプリメントを飲んだり湿布を貼ったりしていましたが、自分でもこんなに壊れているとは全然思っていませんでした。

「これはもう注射では治らないから、1回関節鏡でクリーニング手術をしましょう」と言われ、1カ月後に手術を受けました。すると、半月板はズタズタに断裂していて、「開けてよかった」と思いました。その部分の軟骨が、壁のタイルが削れるようにめくれ上がり、穴が開いて骨が露出していました。

手術中は、本当に手術中かと思うぐらい、先生とずっとしゃべっていました。下半身麻酔のおかげでまったく痛みがなかったこともありますが、三輪先生が手術しながら詳しく説明してくれるので、安心して任せていました。

とかく医者は「殿様商売」というイメージがありますが、三輪先生には威張ったところが全然なく、僕は友達の1人だと思っています。そこも先生のすごいところです。

ボロボロだった軟骨が奇跡的に回復

その後は、剥がれつつある軟骨が落ち着くまで松葉杖を使い、毎週のようにひざから水を抜いてもらっていました。しかし、ひざの腫れ、痛みはずっと続き、固まって曲げ伸ばしができなくなってしまいました。

腰の骨（腰椎の5番）も折れていて（分離症）、「若い時の古傷に違いない。たくさんプレッシャーがかかった結果です」と言われましたが、まずはひざを治さなければどうにもなりません。

ただ、私はスポーツも続けたいので、人工関節だといろいろ不自由があります。それに、仕事で外国によく行くのですが、そのたびに金属探知機に反応するのも面倒です。

そこで先生に相談すると、軟骨の剥離が進行し、広範囲に軟骨が欠損しているのではないかとの予想のもと、まだ若いことも考慮して、人工関節ではなく自家培養軟骨移植を提案してくれました。

軟骨採取のため、再度入院して内視鏡を行いました。すると、なんとボロボロになっていた軟骨が奇跡的によくなっているではありませんか。

前回の手術後、先生に絶対安静と言われたので、真面目にずっと松葉杖で足をつかず、家で安静にしていました。動くのは最低限のお風呂やトイレ、そして病院に通うのみでした。

軟骨がめくれて露出していた骨が、ちゃんと軟骨で覆われ、治っていたのです。先生も驚きを隠せずに「安藤さん、よかった。移植しなくて良いですよ。奇跡ですね。ウソのように完全に治っていますよ」と喜んでくれました。私自身も、移植後の入院とリハビリを考えると、素直にほっとしました。

多くの人にいろんな手術があることを知ってほしい

内視鏡後に始まったリハビリ。人生初めての松葉杖に戸惑いながらも、1日も早く歩けるようになりたいとリハビリに励んできました。

びっくりしたのは、体が非常に柔らかい私のひざが、気づいたときには固まって曲げ伸ばしができなくなってしまったことです。伸ばしがマイナス20度、曲げは60度でした。ひざが真っすぐにならないし、曲がらない！

先生に「あとはリハビリですよ。正座ができるまで頑張って」と言われたこともあり、歯を食いしばりながら毎日頑張りました。正座できるようになった私の姿を見た先生も本当に驚いていました。

今は、ひざの使い方と筋肉を付けるために、少しずつトレーニングしています。

足の痛み、腫れ、抜いても抜いてもたまる水。初回の関節鏡手術と今回の手術。その後の曲がらないひざ。それらがもうすでに遠い過去の話のように、今はすっかり元どおりになっています。

治るまで1年以上を要した今思うのは、もっと早く先生に出会えば、もっと早く手術をすれば、あの痛みを我慢しなくてもよかったな、痛みで制限された不自由な生活を送らなくて済んだだろうな、ということです。

ひざが治った今やりたいのが、ライオンズクラブで先生に講演してもらうことです。超高齢化社会となってきた大好きな日本で、一人でも多くの人に、足腰が悪くなったら手術という選択肢があることを知っておいてほしいと思うのです。

実は、妻の叔父も三輪先生にひざを手術してもらい、ちゃんと歩けるようになっています。

私の母は3年前、日本に来たのですが、やはりひざが痛くて歩くのがつらそうでした。もしもそのときに三輪先生を知っていたら、母にも手術を受けさせ、痛みなく歩けるようにしてあげられたはずだと思っています。

通常なら足の切断になる複雑骨折が手術で元に戻った名外科医夫人の感謝

栃木県　水沼まさこ様（外科病院院長夫人・85歳）

足首の骨がバラバラに砕けていた

宇都宮で外科（水沼外科医院）をしておりました主人が、過日、亡くなりました。生前は地元の皆様に大変お世話になり、また葬儀では大勢の方にお見送りいただきまして、心より感謝しております。あいにく私は入院中で、十分なご挨拶ができませんでしたが、あらためて御礼申し上げます。

私が入院していたのは、主人を見舞った際に、交通事故に遭ったからです。主人が入院してお世話になっていた病院に、毎日欠かさず通っておりました。

その日も、バスを降り、信号が青になったので横断歩道を渡りました。そのとき、信号を無視して走ってきた車にはねられ、あっという間に宙に飛ばされました。

体を起こすこともできず、後でわかったのですが、左下半身が何カ所も骨折しておりました。たまたま近くにいらした女性が、救急車を呼んでくださいました。

救急隊の方が、左足の骨折だとおっしゃっているのを聞き、とっさに言いました。

「足なら記念病院に行ってください。三輪先生という方がいらっしゃいますから！」

評判を聞いていた三輪先生のお名前を出して、宇都宮記念病院に受け入れていただきました。その日は土曜で、外科の先生が当直をされていました。その先生が、私を見るなり驚いて、「何だこれは、ガチャガチャだ」とおっしゃったのを覚えております。

私の左足は骨盤から足の先まで何カ所も骨折しており、特に足首は粉砕骨折でバラバラになっていました。それを、三輪先生がジグソーパズルをはめるように、元に戻してくださったのです。まさに神業のようでした。

手術の前に、年齢もあるので全身麻酔に耐えられるかどうかまず検査を受け、先に骨盤の手術を受けました。骨盤は股関節の脱臼骨折で、歩けるようになるかというくらい、極めて重症だったそうです。信じられないほど腫れ上がった足の手術は、血流の問題ですぐにやるのは危険とのことで、腫れが収まるのを待ち、1週間後に行いました。骨盤の手術には4時間、足の手術には7時間ほどかかりました。付き添っていた家族たちは、「まだ終わらないのか」とハラハラしていたようです。

その手術のすごさを、なんとかうまくお伝えしたいのですが、バラバラになった私の足首は、普通なら修復をあきらめて切断するほどの大ケガだったのです。

入院中、知り合いの外科の先生方もお見舞いに来てくださったのですが、いただいていた手術前のＣＴ画像のプリントをご覧になると、皆さんびっくりして、「よくこれが治ったなあ」とおっしゃっていました。「普通なら切断になる症例だよ」と口々におっしゃっておりました。

本当に難しい手術をしていただき、心から感謝しております。

お別れの会には歩いて参加できました

手術後3カ月ぐらいは足をつけませんでしたので、主人を見舞って顔を見せることはできなくなりました。

息子と嫁から「お父さんにお母さんのことを聞かれたら、どう言おう？」と聞かれ、最初は「インフルエンザとでも言っておけば」と言っておりました。

それがとうとう葬儀にも出ることができず、申し訳ないことになりました。階段を踏み外したりしてケガをしたならまだしも、自分は何もしていないのにこんな目に遭って、本当に悔しく思ったものです。

それでも、亡くなる前に一度だけ主人を見舞うことができたのは、今思えば、本当にありがたいことでした。

主人は、年を越す前に肺炎になり、やはり宇都宮記念病院に運んでいただき、回復して退院しました。それで一度はほっとして、「いろいろあったけど、年を越せたなぁ」と考えておりました。

すると元旦に、嫁が病室にやって来て「お母さん、覚悟してください」と申します。驚いて「何?」と聞き返すと、主人の血圧が40㎜Hgぐらいに下がったとのことでした。

私はすぐに、ベッドに臥したまま、ベッドごと主人のところに連れていっていただきました。「あなた、まさこですよ」と呼び掛けると、主人はパッと目を開いて、ニコッと笑ってくれました。

私は、「不注意で転んでしまって、ずっと来られずにごめんなさい。病院は息子たちがよくやってくれているから安心してね」と申しました。主人は「うん」とうなずき、「あなたと結婚して良かった」と伝えると、涙を流して喜んでくれました。

それが元日のことで、翌日、永眠いたしました。

お正月なので葬儀の手配も難しいのでは、と思いましたが、お寺のご住職にお願いすると、「水沼先生にはお世話になりましたから」とご尽力くださいました。

私は今でも、「うちの先生が他人様に尽くしてくれたから、巡り合わせがあるのだ」と感じております。入院中は、三輪先生からも「水沼先生が付いていらっしゃるから大丈夫ですよ」と励ましていただきました。

むしろ私は、三輪先生にこれほどの手術をしていただき、感謝しているのです。

看護師さんや、リハビリのスタッフの方にも、とてもよくしていただきました。

私のような大ケガですと、リハビリも難しいようです。初めの頃、私がつい「痛い」と言ってしまうと、リハビリの担当の方に「1日24時間のうちのほんの2、3分です。我慢してください」と言われ、「ああ、そうか」と納得して頑張ることができました。

水沼の葬儀に立ち会えなかったことは残念でしたが、おかげさまで、お別れの会には、歩いてまいることができました。皆様、本当にありがとうございました。

80歳でリウマチの母が両ひざを人工関節にした後、外反母趾の手術も成功！

埼玉県　忽滑谷チエ様（81歳）ご息女

母が痛みなく歩けるようになって家族も安堵《あんど》

母は、長い間ずっと外反母趾《がいはんぼし》と、リウマチが原因と思われる足の指の変形に悩んでいました。お気に入りの靴も履《は》けないと、ため息をつく姿は寂しそうでした。

リウマチを患っていた母は少し前、ひざの関節痛がひどくなり、三輪先生をご紹介いただき、宇都宮記念病院で両ひざの人工関節手術を受けていました。そのときは、術後すぐに歩きながら、「ひざが痛くない」と大変に喜んでおりました。

手術の時間も思っていたより短く感じたので、高齢の母の体に負担が少なかろうと思い、ホッとして三輪先生に感謝したことを覚えています。

入院中は、優秀な看護スタッフの皆様や理学療法士の皆様に支えられて、本人にとって

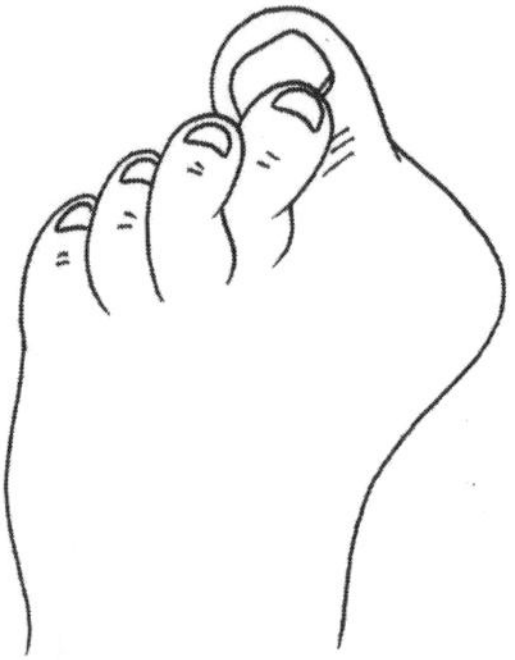

外反母趾《がいはんぼし》
簡単な手術ですっきり治る。ずっと悩んでいるのはもったいない

はまるでバカンスのようではなかったかと思います。そのことにも大変感謝しております。

いつも楽しみにしながら参加を見送っていた旅行にも、再び参加できるようになりました。人の人生の、特に老後のＱＯＬは、痛みの有無に大きく左右されると実感した次第です。

母が痛みなく歩きやすく活動できていることは、ふだん同居していない家族にとっても心配の種が1つ減り、とてもありがたいことでした。

外反母趾に悩む人たちの光になってください！

信頼する三輪先生の両ひざ人工関節手術を受けた後、母は足指のことについて話すようになりました。

「三輪先生に手術してもらえたら……。けれど、きっと先生はお忙しいだろうし、ひざや腰に特化しているはずだから」などと、逡巡《しゅんじゅん》してはどうしたものかと言っておりました。それが、80歳になった今年、「相談するだけでも」と、また宇都宮記念病院に伺って三輪先生とお話をさせていただく運びとなりました。

足指の手術はポピュラーではないと聞いていましたが、さすが先生は最新の医療技術の傾向にも精通していらっしゃいます。新しい手術方法で変形を矯正できる可能性があると伺い、あきらめなくてもよいのだと、母はたいそう喜びました。「これまでの悩みがなくなるのだから」と、手術へ踏み切る決断はあっという間でした。

両足ともに足指の変形があった母ですが、先生とも相談し、片足ずつ手術を行うのが現実的だろうと、まず左足から矯正手術を受けることになりました。

手術当日には、私も付き添いをしましたが、時間がとても短く感じられ、レントゲン写真を見せていただいた際に、指がほぼ真っすぐになっていて大いに感動しました。

ひざの手術後と違うのは、すぐには歩く練習を始められないことでしたが、リハビリが始まってからは辛抱強く励み、右足の手術はいつお願いしようか、と心待ちにする母でした。

両ひざ、そして足指の手術と、三輪先生にお願いできたことは本当に幸運であり、最良の結果であったと、母は周囲でひざの痛みを訴える方に申しております。

この母の姿を見ておりましても、腰、ひざ、股関節の手術で第一人者でいらっしゃる三輪先生が、今後は外反母趾に悩む方々にとっても一筋の光となられるのではないでしょうか。長く自らの足で歩くことができ、かつ痛みの少ない毎日のために、たくさんの方のQOLを上げ、それぞれを笑顔にしていかれるご様子が目に浮かびます。

末筆となりますが、三輪先生の今後のご活躍と、宇都宮記念病院の益々のご発展を祈念し、あらためて感謝の意を表させていただきます。

術前

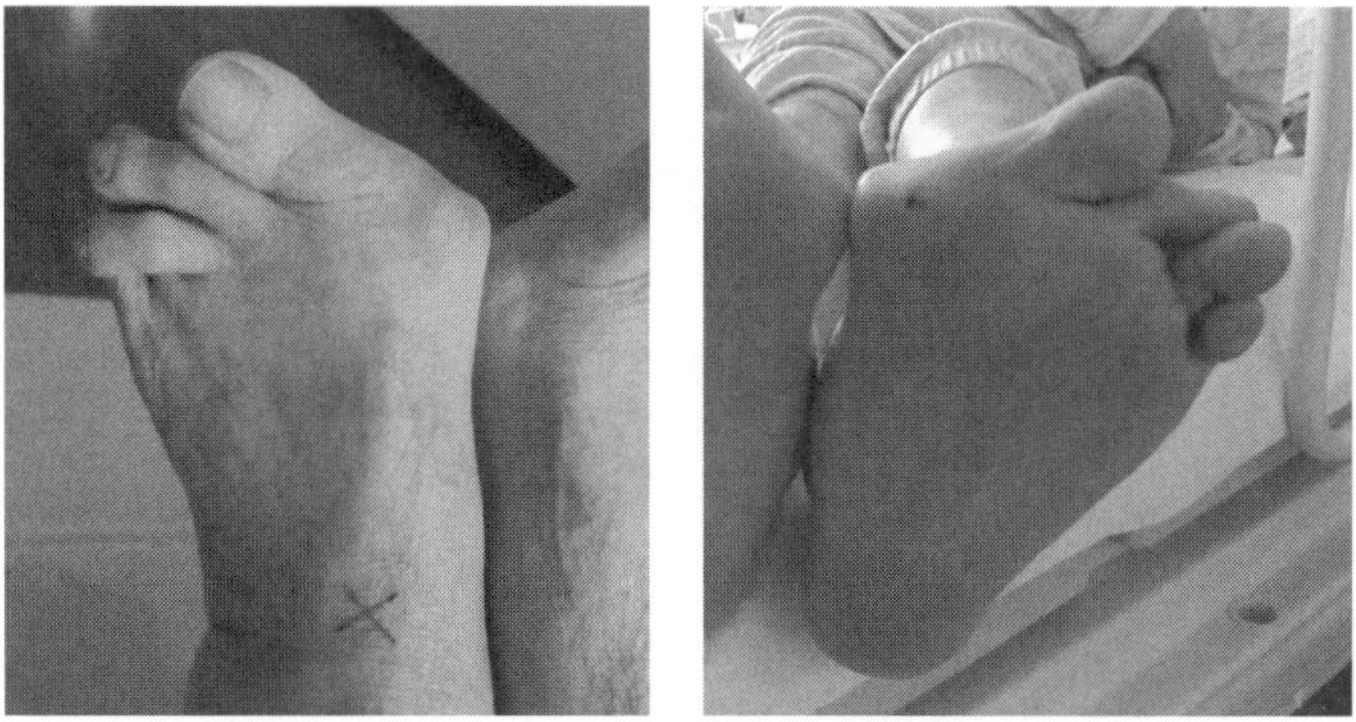

術後

⇓

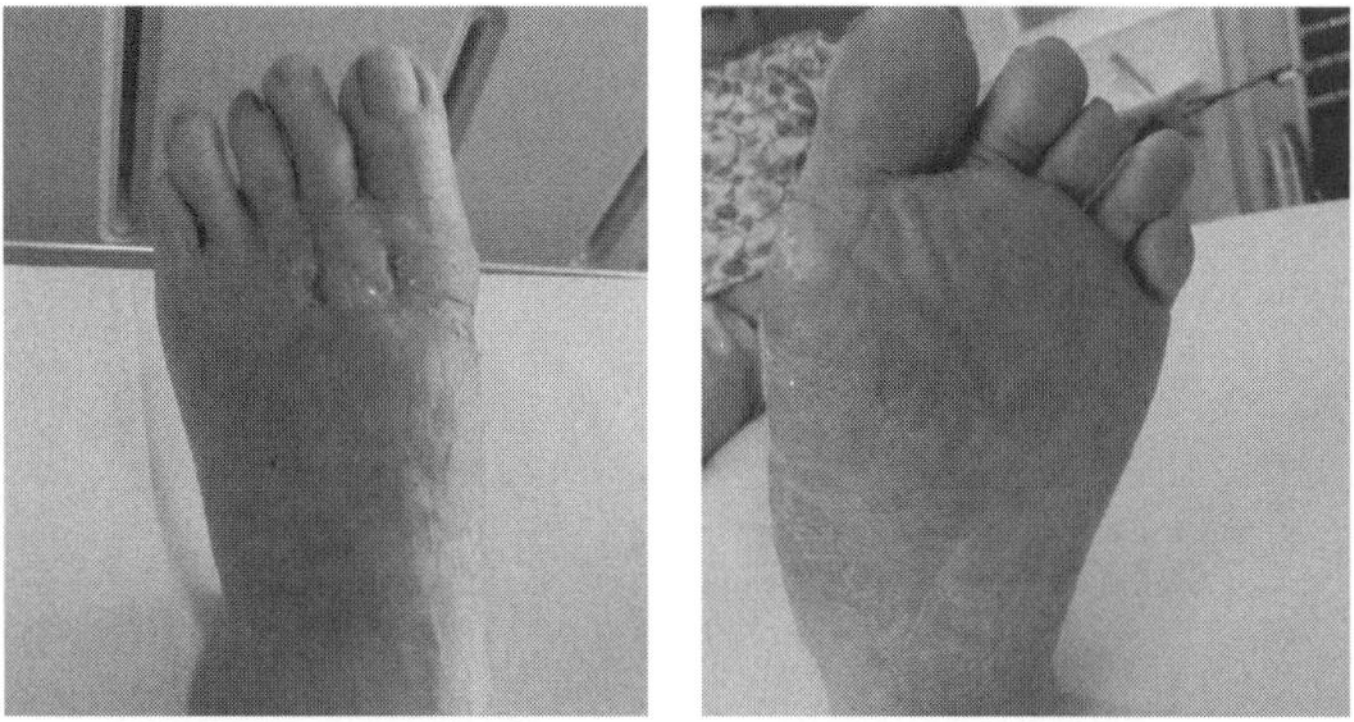

重度の外反母趾の術前（写真左上＝足の甲側、右上＝足の裏側）と術後（写真左下＝足の甲側、右下＝足の裏側）。変形がひどい、痛い、靴が合わない、おしゃれができない、速く歩けない、長く歩けない。悩む必要はありません。手術で治せます

その他の症例

①外反母趾《がいはんぼし》・②内反小趾《ないはんしょうし》 DLMO《デルモ》法

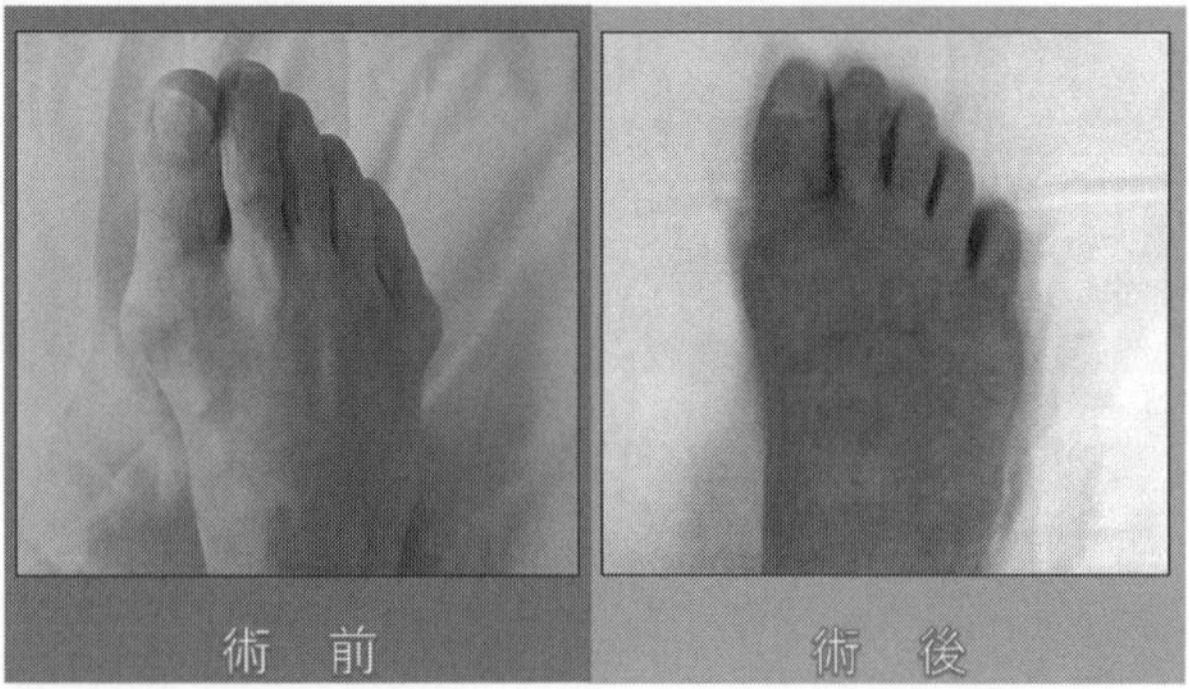

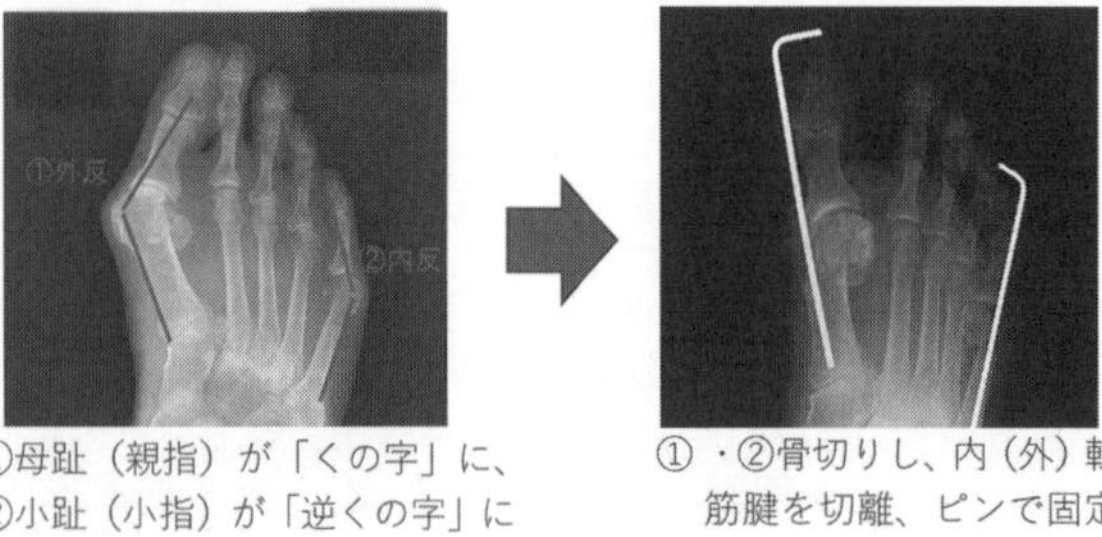

①母趾（親指）が「くの字」に、②小趾（小指）が「逆くの字」に曲がっている状態。

①・②骨切りし、内（外）転筋腱を切離、ピンで固定して、突出部分を削る。

［第5章］

手術と治療について知っておいてほしいこと合併症、リスク、後遺症

【注意すべき疾患、既往歴、現病歴、持病】

この章では、腰ひざ股関節の手術に伴う合併症や、後遺症、術後の注意点、そのほかよくある質問について述べたいと思います。

まず、手術できるかどうかに関わるような、注意すべき疾患、既往歴、現病歴、持病から挙げていきましょう。

既往歴、持病がある方は手術ができないこともあります。手術によるストレスで持病が悪化する場合があります。

感染しやすい人、抵抗力の低い人

次のような方は、感染の合併症が出やすいので要注意です。

①低栄養（低アルブミン、低タンパク質）、極端なやせ、低体重の方

②コントロール不良の糖尿病の方（ＨｂＡ１ｃ値が7以上、これはインシュリンで下げれば手術はできます）

③リウマチや間質性《かんしっせい》肺炎、ガンなどで免疫抑制剤を使用している方

④膀胱炎、腎盂腎炎や肺炎を繰り返している方

⑤脳卒中後の片マヒがある方

⑥透析中の方

⑦歯槽膿漏など、歯茎が腫れたり膿が出ている方

⑧陥入爪の感染、爪周囲炎のある方、水虫が悪化して化膿している方

⑨感染性蜂窩織炎《ほうかしきえん》、感染性皮膚炎《ひふえん》、毛嚢炎《もうのうえん》、重度のアトピー性皮膚炎の方

⑩多数回手術による抗生剤使用頻度の高い方

⑪極端な肥満の方

⑫超高齢者。老化により生気、活気がない方

以上のうち、④、⑦、⑧、⑨は、体内に菌が潜んでいる、宿っている、寄生していると

思ったほうがよいでしょう。

また、⑩多数回手術による抗生剤使用頻度の高い方は、副鼻腔に抗生剤が効きにくいＭＲＳＡなどの耐性菌（抗生剤が効かない菌）が常在していることがあるので要注意です。

そして、⑫超高齢で生気のない方も、免疫力が低下しており感染に注意です。ただ、骨折などでは90歳以上でも手術をせざるを得ないことがたびたびありますが、通常は問題は起きません。心肺機能が良好で見た目が若く、元気で活力があり、ほどほどに筋肉も脂肪もある人は、１００歳でも何事もなく、骨折の手術を乗り越えることができます。当院の最高齢は１０２歳で、大腿骨頸部骨折に対して人工骨頭手術を行い歩いています。

心不全、心筋梗塞、狭心症、心機能低下

心臓に持病があると、持病の悪化、心臓発作、不整脈、心不全、肺水腫などになる可能性があります。心エコー（心筋梗塞や弁膜症を調べる超音波検査）などを行い、異常があれば、循環器の医師に依頼して造影ＣＴで冠動脈の評価をしてもらい、場合によっては入院してカテーテル検査をします。

大動脈弁狭窄症があると、突然死の危険があり手術できないことがあります。血液をサラサラにする薬（抗血小板薬、抗凝固薬）を飲んでいると、手術の際、血が止まらないので手術前に止めなければいけません。薬を止めて入院し、点滴に変えなければならないこともあります。

特に高齢者は合併症に注意が必要で、積極的に治療している循環器内科がいつでもスタンバイしている必要があります。ペースメーカー、弁置換、ステント挿入後でも心機能がよければ、循環器併診のもと手術はできます。

糖尿病

糖尿病のコントロール不良例（血糖値が高いままのケース）では、感染しやすく、傷が治りにくいので要注意です。まれに動脈閉塞により、末梢血流が悪くなり、血流不全で足に糖尿病性壊疽《えそ》を生じ、切断を余儀なくされることもあります。

シャルコー関節（神経障害性関節症）といって、痛みを感じなくなり重症化しやすいケースもあります。

間質性《かんしつせい》肺炎、ＣＯＰＤ

間質性肺炎、ＣＯＰＤ《シーオーピーディー》（慢性閉塞性肺疾患《まんせいへいそくせいはいしっかん》）などでＨＯＴ《ホット》（携帯酸素ボンベ）を導入されている方などでは、急性増悪により呼吸不全を生じることがあり、手術は厳しいかもしれません。少なくとも、術後に急性増悪を予防するため、免疫抑制剤を増量（ステロイドカバー）する必要があり、呼吸器内科の併診が必要です。悪化したら集中治療室（ＩＣＵ）で治療することになります。

低栄養などによる免疫不全で抗酸菌性肺炎の方も、急性増悪する可能性があります。

痛くて我慢できない人、骨折で手術が必要な人に重大な心肺の持病があると、いつも頭を痛めます。治してあげたくても、持病の悪化で亡くなる可能性もあるわけです。泣く泣く手術を断念することもあります。

脳卒中（脳梗塞、脳出血）と片マヒ

脳卒中で片マヒの方は、転倒骨折しやすく、指示を理解できない人も中にはおり、入院生活全般に注意を要します。

再発予防のため血液サラサラの薬を飲んでいることも多く、その場合は手術の際、出血が止まらないため、薬効が低下するまで1週間程度、薬を止めてからでないと手術ができません。手術による凝固因子の変化により、術後に脳梗塞が再発することもあります。また、衛生レベル低下のためか、感染しやすい傾向があります。

肺《はい》塞《そく》栓《せん》症《しょう》・エコノミークラス症候群の既往

肺塞栓症（詳細は後述）を起こしたことのある方は、再発し、血栓が大量に飛んで肺で詰まると、呼吸が止まることがあります。滅多に生じませんが、肺塞栓症は生じると致命的です。予防が大切です。小さければ循環器併診のもと手術を行います。溶かしてから手術したり、フィルターを入れて手術したりすることもあります。

関節リウマチ

関節リウマチでは、関節軟骨が自己免疫で融解し、関節破壊を生じます。女性に多く、手のこぶしの関節が左右いくつも腫れて、変形し、痛みを伴います。ひざや股関節が破壊されると人工関節適応となりますが、骨がもろく、荷重を支えられずにめり込む可能性もあります。人工関節は、痛みを取る効果は絶大です。

頸椎の1番・2番間がグラグラすることがあり、マヒが出やすいので、術前のレントゲンで確認し、異常があればMRIで評価する必要があり、全身麻酔の際、注意を要します。ステロイドやリウマトレックスの内服、「ヒュミラ」「レミケード」、「エンブレル」といった注射をしている方は、感染しやすく、術前に注射を止めることもあります。

腎機能障害

腎機能に障害があると、バファリン、ロキソニン、ボルタレンなどNSAIDという一般的な痛み止めは腎臓に負担が掛かるため使えません。オピオイド系の痛み止めを使用します。膀胱炎になりやすいので要注意。腎機能が悪いと抗生剤を減らすとか、毎日水を飲むなどの対策が必要です。

腎機能がとことん悪化すると透析になります。逆に透析ができる病院であれば、透析患者さんでも感染に注意して手術を受けることができます。

骨《こつ》粗鬆《そしょう》症《しょう》

骨粗鬆症が進行すると骨がスカスカになり、ネジが効かなかったり人工関節などの金属を支えられないことがあります。骨が付きにくく、金属が骨にめり込んで、崩壊していくことがあります。

リウマチや骨粗鬆症で骨質が悪い場合は、骨セメントを骨に染み込ませ、補強して硬くし支えられる強度にする必要があります。

やせ過ぎ

やせ過ぎの人は、血中アルブミン値（タンパク質）が低く、栄養状態が悪く、皮膚や皮下などのバリアが薄くて、感染しやすく、傷つきやすく、傷も治りにくく褥瘡《じょくそう》（床ずれ）になりやすい傾向があります。体力不足で手術に耐えられないケースが多くなります。

床ずれになると、骨や、手術で使った金属が露出してしまったり、そこに菌がついて、全身に及んだりして命にかかわる可能性もあります。

超肥満

極端に太っていると心肺に負担がかかり、麻酔リスクが高く、さまざまな合併症が出やすく、血栓トラブルも出やすいです。

また、人工関節や腰の手術では耐荷重量の制限があったり、人工関節の破損、摩耗を来たし、早期再手術の原因となります。これは、重労働や激しいスポーツも同様で、痛くないからといって無茶をすると、せっかく手術しても折れたり、すり切れたりしますので自制してください。

【各手術に共通する合併症】

次に合併症です。手術に伴う合併症は、起こる確率は極めて低いのですが、可能性はゼロではありません。予防、対策、合併症が出た場合の対応能力が大切です。

(1) 感染

感染対策は手術の永遠のテーマです。

麻酔が発達し、消毒が発達して初めて手術という治療が出現したわけですが、手術の歴史は感染との戦いの歴史と言っても過言ではありません。

抗生物質が出現し、手術による感染が激減しても、抗生物質の効かない強力な菌が次々と現れ、イタチごっこであり、今後も感染がゼロになることはありません。手術が成功しても感染することはあり、なおかつそれが、多剤耐性菌（どの薬も効かない菌）だと治療に難渋します。

腰の手術では、感染すると膿で脊髄が押されマヒが出たり、金具を取り出さないと治らなかったりします。人工関節では、洗ったり、抜去したり、治るまで何度も手術になります。全身に回ると敗血症になって命に関わることもあります。

術後は、数日間抗生剤を使いますが、気力・体力が落ちると、免疫力が落ちて感染しやすくなります。感染には傷自体の感染もないわけではありませんが、特に汚染された手から傷への感染と膀胱炎による血行感染に注意しなければいけません。

術後は傷があるので、10日くらい、体を拭《ふ》くだけで風呂やシャワーに入れません。排泄《はいせつ》の後、陰部を温水洗浄便座でよく洗い、手をよく石鹸で洗い、さらにアルコール入りの除菌ウェットティッシュやジェルで手指をきれいにし、手から傷に雑菌を入れないようにする必要があります。

便の中の雑菌が膀胱に入ったり、トイレに行くのが大変だからと水分を我慢して排尿量と回数が減り、淀《よど》んで菌が増殖すると、膀胱炎が起こります。すると、菌が腎臓に達し、腎盂腎炎で高熱が出て、血行性に創感染（傷口への感染）を生じたり、全身に菌がおよぶと敗血症になり、細菌性ショック、ＤＩＣ（汎播種性血管内凝固症候群）を起こしたり、腎不全になったりすることもゼロとはいえません。

気力、体力、栄養（タンパク質）、血流が免疫力を高めます。陰部の清潔や、手指消毒だけでなく、膀胱炎対策として、大変かもしれませんが、毎日１５００～２０００ccくらい水分を摂らなければいけません。

手術創感染は誰にでも生じる可能性があり、ゼロにはできませんが、対策により減らすことができます。

また、感染してからの治療が極めて重要で、手術創感染なら切開排膿、人工物抜去手術や持《じ》続《ぞく》灌流《かんりゅう》手術を要しますし、悪化して全身に及んだ場合、集中治療室（ＩＣＵ）（ない病院もありますが）に入り、全身管理専門の先生に診てもらうことになります。

感染率は病院により異なります。当院では腰と人工股関節で0・1%未満、人工ひざで0・5%未満です（一般的には5%前後）。手術時間や出血量は感染率とある程度比例しますので、そこまで調べられると本当は良いのですが。

なお、人工ひざでは、手術後何年も経ってから感染することもごくまれにあります。高熱が続いたとき、ひざをかきむしって化膿したとき、ひどい歯槽膿漏、ひざから下の傷や感染、蜂窩織炎、爪水虫、化膿性爪周囲炎など、常に注意が必要です。

手術における感染予防

手術に際しては、感染を防ぐための処置を徹底します。

まず、前日に入浴し、全身をよく洗います。手術室では皮膚をヒビテンソープでブラッシングし、アルコールで消毒し、ポピドンヨードで消毒した後、再びアルコール消毒し、ポピドンヨードサージカルドレープを貼り、手術中、皮膚を露出させません。

術者は消毒薬で何度も手洗いしたのち、アルコール消毒し、二重に手袋をします。さらに1時間ごとに表面の手袋を交換します。

30分ごとに傷の中をポピドンヨードやオキシドールで浸し、高圧洗浄します。手術はクリーンルームで行います。手術の道具も滅菌したものですが、ポピドンヨードで時々拭いて使用しています。感染は病院によってかなり異なり、対策の差が出ます。

(2) 肺塞栓症《はいそくせんしょう》（エコノミークラス症候群）

肺塞栓症は、エコノミークラス症候群として知られています。

原因は深《しん》部《ぶ》静脈《じょうみゃく》血栓症《けっせんしょう》で、ふくらはぎや太ももの深くにある太い静脈にできた血栓が飛んで肺で詰まり、血流が途絶え、酸素交換ができなくなる病気です。ひどいと両側の肺動脈が詰まって、突然呼吸が止まり、亡くなることもあります。

下肢血栓がなぜできるかというと、術後、血液がドロドロすることと、動かないことにより鬱血《うっけつ》することが原因です。術後は血を止めようと血液がトマトジュースのようにドロドロになりますので、予防をしないと血栓がすぐできてしまいます。

次のような方法で予防に努める必要があります。

①（病院が行うこと）圧迫ストッキングを履いて鬱血を防いだり、電動空気マッサージ器を装着し持続的にマッサージする

②（本人が行うこと）足首をよく動かしたり歩いたりして静脈内の血流を促す

③（家族にできること）ふくらはぎや足裏をマッサージしたりする、一緒に歩く

鬱血を防ぎ、とにかく血が淀まないようにするのです。また水分を取らないと脱水になって、ますます血液が濃くなり、血栓ができやすくなります。血栓さえできなければ飛ぶことはありませんので、予防に勝る治療はありません。

では血栓はどのように確認するのでしょうか？

(1)脚がパンパンにむくんでいるとき、(2)ふくらはぎをつかむと痛いとき、(3)採血検査でＤ・Ｄダイマーという血液ドロドロの指標が高いときは、深部静脈血栓症（ＤＶＴ）を生じている可能性があります。

血栓検査の方法としては、Ｄ・Ｄダイマーのほかに、❶下肢エコー（スクリーニングにも使います）、❷造影ＣＴ（下肢静脈の血栓だけでなく肺塞栓も確認できます）もありま

す。

もし血栓があったら、①手術した場所の出血を考慮しながら血栓を溶かす治療をしたり、②カテーテルで血栓を取ったり、③大静脈にフィルターを入れて、飛ぶ血栓をキャッチしたりします。

最悪詰まったら、④心臓血管外科の医師に血管を切り開いて血栓を取り除いてもらうこともあります。血管外科がある病院はほとんどありませんが、あるといざという時、心強いです。

(3) 神経、血管損傷

すべての手術は、神経や血管、筋肉や腱の間を分けて入り、広げて避け、保護しながら行われますので、通常、神経や大きな血管を傷つけることはありません。しかし、最大限注意をしていても避けられないこともないわけではありません。

骨折などでは、手術している骨の向こう側は直接見ることができず、特に過去に手術をしている症例などでは神経や血管に走行異常や癒着があったりして、損傷する危険性はゼロではありません。

また避けている神経が正座の後のように一時的にマヒしたり、避けている血管にもともと動脈硬化などがあると、詰まったり、動脈乖離《かいり》（動脈の壁が裂けること）して血流が途絶えることもないともいえません。

血行不全を生じた場合、放置すれば下肢は壊死《えし》（死んでしまうこと）して切断になってしまいます。そのような場合は血管外科の先生にお願いして、すぐに血流再開のための手術をすれば、ほとんど後遺症なく治りますが、血管外科の先生がいる病院はほとんどありません。

血管外科の先生がいる病院に転送となり、血流再開までに時間がかかると、腫れて、コンパートメント症候群（腫れて血流がなくなることによる組織の壊死）になってマヒが出たりします。コンパートメント症候群を予防するために、減張切開（すねの皮膚と筋膜を広く切開して開いたままにする）をしないと壊死やマヒが生じます。

脊髄の手術では前方の大動脈を損傷すれば命にかかわりますし、後ろの脊髄を損傷すれば下半身マヒになるので、十分に経験を積んだ医師に手術してもらうほうがよいでしょう。

ＭＲＩは手術したら撮れないのか？

腰の固定術や人工股関節で入れる金属はチタンなのでＭＲＩが撮れます。人工ひざはチタンではないので、ひざのＭＲＩはゆがんで撮れませんが、それ以外の部位では問題なく撮れます。

全身合併症

心臓、脳、肺、肝臓、腎臓などに、手術や麻酔で直接影響が出ることはありませんが、負担がかかり、もともと心機能が悪かったりすると、心不全などを生じることもあります。それにより胸水がたまることもあります。脳卒中や心臓発作は直接は関係ありませんが、ストレスや血圧の変動、脱水などで発症することもゼロとはいえません。

腎障害

ＮＳＡＩＤ《エヌセイド》という普通の痛み止め（ロキソニン、バファリン、ボルタレンなど）や麻酔薬、抗生剤は腎臓に負担がかかり、時々採血して調べる必要があります。痛み止めを延々と使用するのは、胃潰瘍や腎不全の原因となりますので、注意を要します。

薬には副作用があることを知っておくことと、薬を飲むときは水を多めに飲むことを意識し、薬を飲んでいる人は、半年に1回程度は採血して、腎機能や肝機能を確認したほうがよいでしょう。

肝機能障害（薬剤性肝炎）

麻酔薬や抗生剤などで一時的に肝機能の数値が上がることはありますが、採血して早期に気づけば、通常問題になったり後遺症が残ったりするようなことはありません。

胃潰瘍

ストレスやＮＳＡＩＤなどの痛み止めで胃潰瘍になることがあります。術後は予防のため、胃薬もしばらく飲みましょう。吐血した場合は緊急で胃カメラ（消化器内科）をしないと、胃に穴が開き開腹手術（消化器外科）になってしまいます。

嘔《おう》気《き》

全身麻酔のあとに生じることがあります。硬膜外チューブなどに麻薬性痛み止めが入っていても、吐き気が出ることがあります。これは、止めれば数日で消失します。また、オピオイド鎮痛剤でも嘔気が出ることがあります。

下痢

抗生剤を使用すると、大腸菌に影響し、便がゆるくなります。ひどければ整腸剤を内服します。抗生剤を止めれば数日で改善します。

貧血（輸血）

出血が多いと貧血になります。貧血になると、命を守るために輸血をしなければいけません。輸血にも、自己血輸血（自分の血を事前に貯めておき輸血する方法）や、術中出血を回収して赤血球だけを戻すセルセーバーなどがあり、それらをやっている病院で手術を受けるほうが望ましいでしょう。事前に確認してください。

たくさん手術をしている病院は自己血輸血やセルセーバー（術中回収式自己血輸血）をやっています。やっていない病院は手術をあまりしていないと思ったほうがよいでしょう。

出血が多くて自分の血でまかなえないときは輸血をします。これは献血の血で、ウイルスなどは調べてあります。ごくまれにＧＶＨＤ《ジーヴィエイチディー》といって、拒絶反応のようなアレルギー反応が出て問題になることがありますが、かといって、家族の生血《なまけつ》はもっと危険で、使用できません。

【腰の手術の合併症】

マヒ

通常は出ないのが普通です。

車椅子になるほどのものはまず出ませんが、正座の後のように一時的に足首の動きが悪いとか、ひざがカクンと折れてしまうくらいは出ることはあります。装具《そうぐ》で補強しながらリハビリをしていると、そのうちマヒは神経が断裂していない限り、時間とともに回復してきます。

腰（脊椎）の手術の際、通常の操作で脊髄を切断することはありえませんが、神経が切れたわけでもないのにマヒが生じることがあります。

脊髄刺激（ＳＥＰ、ＭＥＰ）を当院では年間３００例近い腰椎手術全例で施行しております。さらに、神経に刺激が加わるとビービーとアラーム音が鳴る、「フリーラン筋電図（ＥＭＧ）」も併用し、マヒが出ないように細心のモニタリングをしております。脳に電気刺激を与え、下肢への流れをモニタリングしながら手術することで、マヒをほぼリアルタイムに把握して予防でき、車椅子や重症の下半身マヒを防いでいます。

脳外科の手術をしている病院には、脊髄の電流をモニタリングできる技師がいることが多いです。

つながっているのに電気が通りにくくなっている神経は、徐々に回復してきます。しかし、神経自体が傷んでいると、マヒやしびれは残ってしまいます。

特にしびれが残ることが多いのですが、それは手術の失敗ではなく、神経自体が傷んでいるのです。術後半年経って残っているしびれやマヒは、それ以上の回復は厳しいと思います。

同じ場所の2回目、3回目の手術では、癒着がひどいことが多く手術は格段に難しくなり、神経を損傷したり、マヒが出る危険性が増します。1回目で取れなかった痛みを取るのはそう簡単ではありませんし、硬膜は癒着でたいてい破れたり裂けたりし、格段にマヒも痛みもしびれも出やすくなります。複数回繰り返された手術で満足な結果を出すことは、経験豊かな医師にとっても簡単なことではありません。

偽《ぎ》関《かん》節《せつ》

動き過ぎたり、骨粗鬆症によってネジ穴が大きくなり、ネジによる固定力、制動が効かなくなると、ゆるみで、骨が動いてしまい、骨がつかない偽関節と呼ばれる状態になることがあります。骨がつかないとネジが折れたり痛みが出たりして、再手術になります。

骨が付く前にコルセットを外したり、腰を動かす運動をしたり、早期に重労働を行うと、すぐにゆるんでしまいます。腰椎の1番下と骨盤を固定した人は偽関節になりやすいので要注意です。リハビリ病院に転院した際は、やり過ぎるとゆるみが出ることもあります。草むしりや風呂掃除、トイレ掃除も骨が付くまで禁止です。

安静の指示をちゃんと守れば、骨が付かないことは通常あり得ません。

この合併症が起こる確率は当院では1％未満です。

痛み

手術が成功すれば、たいていの場合、炎症が収まると痛みは消失しますが、まれに痛みが残ることがあります。

移植するための骨が足りないと骨盤から骨を取ってくることがありますが、骨を取った骨盤がずっと痛い、仙腸関節痛が治まらないと言う人がおり、現在は骨盤から骨を取らずに手術をしています。

腰椎固定術後、上位椎間障害や仙腸関節痛を訴える方が散見され、今後の課題です。

しびれ

手術が成功しても、正座の後のように圧迫を取るとかえって、しびれが悪化することがあります。また、手術中に神経を触りますので、今までなかったところにしびれが出たりもします。たいていは回復しますが、神経自体が傷んでいるとしびれは残ってしまいます。しびれは残るものだということを知っていてもらわなければいけません。

スクリュー異常

ネジ位置が適切でなかったり、ゆるんだり、折れたり、外れたり、抜けたりすると再手術になります。特に側弯症など、変形がひどいと適切な位置へのスクリュー挿入に苦労します。

骨粗鬆症の人は骨がスカスカでネジが効かず、ネジに力を加えると腐った木に打ったネジのように、骨の中でいくらでも動いてしまい、引っ張るとネジがスポっと抜けてしまいます。日常の動きだけでネジ穴が広がり固定力がなくなってしまい、グラグラになった結果、骨が付かなくなったり、骨の中でネジがずれ、椎体の上面を突き破り、上の椎間板を壊したりします。

それを防ぐため、あるいは高齢者でも固定術がちゃんとできるようにするために、手術の際に一工夫加えています。まず骨にネジ穴を開けるのですが、その穴から椎体内に小豆大の人工骨を詰めるだけ詰めて、スカスカの骨を補強してからネジを入れると、ネジは驚くほど強固に効き、まずゆるむことはありません。

ひどい骨粗鬆症の超高齢者はネジが効かないため一般的にＰＬＩＦは適応になりませんが、この方法により極めて良好な結果が出ています。高齢者手術を成功に導く秘策はこれだ！　と言っても過言ではありません。

これは、ネジ固定を要する重症骨粗鬆症例の全ての骨手術に応用できると確信しています。さらに術後に骨を固くする注射を併用することで、今までは手術をあきらめていた、骨がスカスカな高齢者でも手術が可能になり、ちゃんと骨癒合し、良好な手術結果が得られています。

硬膜損傷、髄液漏《ずいえきろう》、低髄液圧《ていずいえきあつ》症候群

神経は膜に包まれ、髄液という水の中に浮いています。

脊柱管の壁と脊髄を包む硬膜が癒着していると、生卵を割ったときと同じで、膜が裂けたり破れたり、穴が開くことがあります。硬膜損傷は癒着があれば避けられず、不可抗力であり、手術ミスではありません。

裂けたり穴が開いたところは、縫って1週間寝ていると付きますが、付かないと脊髄から水（髄液）が漏れる髄液漏になり、脳が水分不足になって頭痛、吐き気、めまいで立てないといった症状が出る低髄液圧症候群を生じたり、小脳出血を生じたりする可能性があります。


幸い、硬膜の破れが付かずに髄液漏になった症例を、私は今のところ経験していません。硬膜を損傷した場合は脊髄の神経を傷めてマヒにならないよう注意しながら、水が漏れなくなるまで細かく縫合することが必要で、繊細な技術が要求されます。

ブロックを繰り返していたケースや、再手術では硬膜が破れやすいです。

転倒、圧迫骨折

転倒によりネジを入れた骨が潰れてネジが外れることがあります。杖をついて転ばないよう注意するとか、骨粗鬆症がある人や圧迫骨折したことがある人は注射や飲み薬など骨を硬くする治療が必要です。

腰の手術に限らず、特に高齢者の手術後は、もともとあまり歩けなかった場合など、注意はしていても転倒して新たな骨折をしたり、夜中、誰もいないところでトイレに行こうとしてベッドから降りる際にすべり落ちて転倒したりすることが少なからずあります。

認知症やせん妄《もう》でベッドを離れようとする方もいらっしゃるので、病院でもアラーム装置をつけるとか、床にマットを敷いて寝てもらったりとかしていますが、転倒はどうしても生じます。24時間ずっとつきっきりでいることもできず、今どき縛りつけるのはあまりよく思われませんし、今後高齢者の手術が増えると、転倒、骨折がますます増えることが予想されます。

術後大量出血によるマヒ

手術後には止血し、血抜きの管を入れるので、通常問題は起きませんが、術直後の再出血によるマヒには十分に注意を払う必要があります。

術後出血は手術当日の夜が最も危険で、血液サラサラの薬を飲んでいる人とか、術後に血圧が上がるとか、動いて止血したところから出血しだすといったケースがあります。

出血したとしても管で十分吸い取れるのですが、血がドロドロで管が詰まると傷の中にたまって血腫《けっしゅ》を形成する可能性があります。脳出血と同じで、脊髄が押されると激痛とマヒを生じます。すぐに傷を開いて血腫を取り除き、脊髄の圧迫を取ると何事もなく治りますが打つ手が遅れるとマヒが出ます。傷を開けると感染にも注意を要します。

隣接《りんせつ》椎間《ついかん》障害《しょうがい》・上位《じょうい》椎間障害

多椎間固定（ＰＬＩＦなど）をすると、固定した箇所は曲がらなくなるので、以前と同じように曲げようとすると、固定した直上が、本来の何倍も動かなければいけません。そうやって何回もやっていると、直上が壊れてしまいます。

骨が付いてからも、姿勢が悪かったり中腰作業をしたり、重い物を持ち上げたり尻もちをついたりすると、手術した箇所の１つ上の手術していない関節が、折れるようにすべったりずれたり、すり減ったり曲がったり、骨折したりしてしまいます。

腰の固定術をした方は、ゴルフや中腰作業、物を床から持ち上げる仕事はあまりしないほうが良いでしょう。どうしてもやらなければいけないときはコルセットをつけてほどほどに行ってください。

耐用年数《たいようねんすう》

金具で固定するＰＬＩＦやＰＬＦは、骨が付けばゆるみやズレ、脊髄の圧迫などを生じることはありません。骨が付けば、同じ場所の再手術は一生ありません。

ヘルニア摘出術、開窓術（後方除圧術）は再発注意

経年変化や中腰作業でヘルニアや狭窄症が再発し、何度も手術を繰り返すことがあります。複数回手術はマヒが出やすいので要注意です。最後は固定術になり、終了となります。

【人工ひざの合併症】

皮膚の離開《りかい》、大腿四頭筋《だいたいしとうきん》離開

術後１カ月程度は手術で切開し、縫合した大腿四頭筋が転倒などで離開《りかい》し、再手術になることがあります。

皮膚も辺縁の壊死による縫合不全で、再縫合することがあります。皮膚の治りが悪い場合は感染に特に注意が必要です。傷が治るまではお風呂に入れません。また、どの手術でも同様ですが、感染予防のため、術後1カ月は浴槽につからずシャワーが良いでしょう。

転倒骨折、脱臼、靭帯断裂、膝蓋腱《しつがいけん》断裂

転倒し、靭帯断裂を生じて脱臼したり、人工関節のすぐ上の大腿骨顆部《かぶ》または顆上《かじょう》骨折を生じたりして、手術を要することがあります。手術直後だと、転倒した際に傷が開いて感染したりします。手術の直後は硬膜外チューブ（麻酔）が入っていて、足に力が入らないことがありますので転倒に注意してください。

リハビリ不足による可動域の低下と痛み

ケガをすると関節は硬くなりますが、手術も大きなケガのようなもので、傷もスジも周囲の肉も瘢痕《はんこん》で固くなり、曲げると突っ張って痛くなります。これを解消するにはリハビ

リを続けるしかありません。

人工ひざの手術後は、硬くなった周囲の肉を毎日もみほぐし、曲げ伸ばしを続けないと、すぐにひざが曲がったまま固まってしまい、痛くなってしまいます。動くときに体が固い人の柔軟体操のように、ちょっと曲げただけで「イテテテ！」となってしまうのです。

リハビリを頑張らないと、拘縮《こうしゅく》といって固まり、痛みが残ったり、伸びずに曲がったままになったり、曲がりが悪く、立ち上がりや階段に支障が残ります。外来でリハビリをしない病院での手術は避けたほうが賢明でしょう。人工ひざはリハビリが重要なのです。

人工ひざは正座はできず、和式トイレも使えません。

しびれ

人工ひざ関節手術の傷は、縦に10～15㎝程度です。傷の外側はしびれたり感覚が鈍くなったりします。

シンキング

骨粗鬆症だったり、階段などで飛び降りたりすると、脛骨の骨に人工関節がめり込んで、地盤沈下のように傾いてゆるゆるガタガタになり、再手術が必要になることがあります（骨に人工関節がめり込んでしまうことをシンキングといいます）。

耐用年数

人工ひざは、順調に行けば20年以上再手術はありません。しかし、肥満、重労働、激しいスポーツや、重い物を日常的に持ったりするとすり減りやすく、人工関節の寿命は縮みます（これは人工股関節でも同じです）。

人工軟骨がすり減ったり、骨と金属の間がゆるんで動くようになったり、感染したり、転倒して脱臼したりすると再手術が必要になります。万が一の時に備えて、部品交換ですむよう、入っている機種名（商品名）を控えておきましょう。機種名を把握する必要があるのは人工股関節や腰の固定術でも一緒です。

【人工股関節の合併症】

脱臼

人工股関節を後ろから入れた場合は、内側にひねって曲げると抜けること（脱臼）があります。

手を外側から下に伸ばして足を外側から触る動作、床を外側から触る動作は、股関節の屈曲内旋、内転になり、脱臼しやすいので禁止です。足や床を触るときは、がに股にし、足と足の間から手を伸ばすようにしましょう。術後しばらく、床に落ちたものはゴミ拾い用のトングで拾うと良いでしょう（これはＰＬＩＦなど腰の固定術を受けた患者さんも一緒です）。

低い椅子や腰が沈むソファーに座って振り返ったり、足を組んだりする動作も、術後何年経っても多少の危険を伴います

脚《きゃく》長差《ちょうさ》

股関節の手術中には、通常、レントゲンを撮って脚の長さを確認します。左右の脚長差が出ると、歩行に支障をきたすからです。

長くしてきつくすれば脱臼しにくくなりますが、反対側よりあまり長くなっては歩きにくくなってしまいますし、かといって同じ長さにするとゆるくて脱臼し、再手術になってしまいます。脚の長さを合わすと脱臼しやすく、脱臼しないようにすると長くせざるを得ないというジレンマの中で、手術中にサイズや長さの決断を下さなくてはいけません。

同じ長さにしてしまうと脱臼しやすいときは少し長くします。すり減りで短くなり骨盤が傾いている状態を手術で同じ長さにしても、骨盤の傾きが残っており、最初は異様に長く感じます。リハビリで骨盤の傾きが補正されると、脚長差を感じなくなります。側弯症で骨盤が水平化しないときは、靴の中敷きで長さの補正をします。

反対側の股関節も悪いときは、悪い反対側に長さを合わせるのでなく、正常の長さに伸ばします。そのため、反対側の手術をするまでは、長さの差で歩きにくく、転倒しやすくなるので注意を要します。

人工軟骨ポリエチレンのすり減り

接触面のポリエチレン（プラスチック）がすり減ると、交換手術が必要になります。早い人は5～10年ですり減ってしまうことがあります。最近はすり減りにくいように特別に硬くしたクロスリンクポリエチレンが使われています。

軟骨同様、激しい運動や作業、肥満がすり減りを助長します。長時間のウォーキングも考え物です。交換に備え、機種名を把握しておきましょう。

骨溶解《こつようかい》（ルースニング、ゆるみ）

人工関節のポリエチレン（プラスチック）は、消しゴムが削れるように摩耗《まもう》し、その削りカスに対して異物を排除しようとする免疫が活性化《かっせいか》し、リウマチのように自分の骨を溶かしてしまうことがあります。これが骨溶解《こつようかい》で、ゆるんでグラグラしてきたらやり直しの手術が必要になります。

ポリエチレンの代わりにセラミックを使うと、摩耗が少なく、骨溶解も通常起きません。割れるのを注意する必要がありますが、今のところ当院が採用しているセラミック製品には破損した報告はありません。

当院での脱臼・脚長差・骨溶解対策

当院ではカップと大腿骨ステム（棒）をつなぐ間の部分を、従来の一体型から、モジュラータイプといって、何十種類の組み合わせから選べる製品に換えたところ、脱臼も脚長差もほぼなくなり、痛みも残らなくなりました。接触面の人工軟骨もポリエチレンからセラミックに換えたので、すり減りも骨溶解も一気に解消され、安定して良好な結果が出るようになり、交換手術が著減しました。

術中骨折

人工ひざと違い、人工股関節では骨セメント（接着剤）を使いません。ほとんどありませんが、骨があまりにもろいときや、逆に変形がひどく骨が硬化して異常に硬いと、人工股関節を叩き込むときに割れることもないわけではありません。大腿骨に縦にヒビが入れば縛ったり、骨盤にヒビが入れば、しばらく歩かないで付くのを待つこともあります。

ゆるみ

人工股関節では先述のように通常、接着剤を使いません。ニンジンのように先細りの棒（ステム）を大腿骨にきつめに入れると、それだけで固定されます。初期固定の安定度を高めるため、骨盤側はネジ止めします。

金属の表面に細かな穴が開いていて、半年くらいで骨が増殖して、ギザギザに入り込み、まったく抜けないくらい強固に固定されます。一度固定されると、骨溶解が生じない限り、ゆるむことはありません。ゆるむと再手術になります。骨がついていると再手術が必要になった際、抜去に極めて難渋します。

痛み、大腿部痛

通常まったく痛みがないのが普通です。動きも正常で、人工股関節が入っている自覚はありません。

ごくごくまれに、太ももの真ん中あたりに痛みが残ることがありますが、現在当院で使っている人工関節の機種では、今のところ大腿の痛みは出ていません。従来の痛みは、大腿骨に入れた棒の下端がなんらかの影響を及ぼしていたのでしょう。

神経血管損傷

骨盤の内側には、腸骨動脈という下肢に行く動脈が走っています。これらの血管を損傷すると大量出血したり、詰まると下肢に血が行かなくなる疎血《そけつ》を起こし、血行再建術が必要になったりします。また、股関節の後方には、坐骨神経という下肢の神経が走っています。坐骨神経を損傷すればマヒが出ます。

通常は必ずそれらを保護し、避けながら手術をするので、問題は起こりません。ただし、手術を繰り返している患者さんは、血管や神経の癒着や走行異常など、予期せぬ状況、思いがけぬ落とし穴もあり得るので、あらゆる事態に対応できる、経験値の高い医師に手術を委《ゆだ》ねるほうが望ましいでしょう。血管損傷や血流障害が出ると、血管外科に即座に治療してもらう必要があります。

拘縮《こうしゅく》

リハビリを普通にすれば通常出ません。しばらくは曲がりが悪く、靴下を履くのに苦労します。靴下を履けるぐらいには曲がるようにしたいですが、あまり曲がり過ぎると脱臼しやすくなります。

【高齢による合併症】

高齢者の場合に出やすい合併症もあります。なかには寝ているだけで出る合併症もあります。

腓骨《ひこつ》神経マヒ

ひざの外後方に骨が少し盛り上がっているところがあります。この腓骨頭《ひこっとう》の表層に足首を上げるための腓骨神経が走っています。腓骨神経マヒは、ギプスやベッドなどの硬いもので、この神経が圧迫され、マヒが出る合併症です。足の甲がしびれ、親指が上がらなくなり、さらには足首が上がらなくなります。

通常の人は痛みやしびれを自覚し、その時点で発見できれば後遺症は残らないのですが、麻酔が覚めにくかったり、強い痛みに気を取られていたり、せん妄があると、痛みやしびれに気づかず、マヒが出ることがあります。

程度により回復期間は変わり、若い人なら回復しやすいのですが、高齢者は回復しにくく、マヒが残ると脳梗塞のように足が垂《た》れた状態（下垂足《かすいそく》）になり、装具で固定して歩行するようになります。

誤嚥《ごえん》性肺炎

痰や食べ物が気管支や肺に入り込んで感染を起こすのが、高齢になると増える誤嚥性肺炎です。寝転んで食事をしたり斜めに座って食事をしたりすると、うまく飲み込めず、食事や痰、唾液などが肺に入り、せき込んだりします。肺に入ったものに含まれる雑菌が肺の中で増殖すると肺炎を生じます。口腔内を清潔に保ち、食べ物にとろみをつけるとなりにくくなります。ちゃんと座って食事をすること、横向きに寝ることを勧めます。

膀胱炎・腎《じん》盂《う》腎炎《じんえん》

膀胱炎は、悪化すると腎盂腎炎、さらに悪化すると全身の血液が菌だらけになる敗血症になり、命にかかわるので、たかが膀胱炎などとないがしろにはできません。

水は控えずに、たくさん飲みましょう。勢いよく流れる川は淀みません。流れがなくなれば、淀んで菌が増殖するだけです。

術後は傷の感染を予防するため、しばらくシャワーや入浴ができません（シャンプーはできます）。体を毎日濡《ぬ》れタオルで拭いたり、陰部も洗ったりするのですが、オムツで排泄する場合などは陰部の清潔を保ちにくく、大腸菌などの、腸内細菌による膀胱炎を起こしやすくなります。できるだけトイレで排泄し、温水洗浄便座などでよく洗浄し、手を石鹸で入念に洗うことが望ましいでしょう。

床ずれ、褥瘡《じょくそう》

これは、やせて栄養状態の悪い寝たきりの人や、マヒがあって痛みを感じない人の話です。寝たきりで動かないと、仙骨などの皮膚や肉が広範に壊死し、骨が露出したりします。

床ずれに菌がつき感染することもあります。その菌が全身に回ると致命的です。

寝たきりになると、体位交換を頻回にしたり、かかとや尾てい骨など骨が出っ張っている部分が当たらないよう保護する必要があります。

心不全、不整脈、胸水《きょうすい》

心機能を調べてから手術を行うので、通常問題は起こりませんが、骨折などの高齢者ではもともと心肺機能が悪くても手術をせざるを得ない場合もあります、循環器の先生と相談しながら治療する必要があります

せん妄《もう》（一時的な認知症）、認知症

入院したり、手術をすると、認知症のように自分の置かれた状況が分からなくなり、混乱することがあります。熱が下がったり、血圧が上がったり、体調が良くなったり、歩き出すと回復しやすく、世間話、趣味の話、孫や家族の話、昔話をしていると、現実世界にだんだんと戻ってきます。ただし、もともと認知症のある人は回復しません。

以上が、腰ひざ股関節手術における主な合併症です。合併症の説明をすると尻込みし、怖いから手術はしないと言う人が多いのですが、しびれと硬膜損傷以外は頻度が低いので、必要以上に心配することはありません。

治療しないと痛みが悪化したり、オムツになったり、マヒが出たりして歩けなくなることもあるので、手術しないで悪化するリスクに比べて、予防や対応が可能な合併症のリスクはあまり恐れることはないでしょう。虎穴に入らずんば虎子を得ず、火中の栗を拾いに行くではありませんが、大きな成果を得るために多少の危険を伴うことを、受け入れるのか受け入れないのかは、ご本人やご家族の判断に委ねるしかありません。

合併症については、手術を行う病院の、予防と、生じたらどうするか、という対策がどれだけできているのかが最も大切なのではないでしょうか。ほとんど何もないのが普通ですが、ドラマのように想定外のピンチは思いがけず訪れるものであって、避けられないこともあり、そのときこそ、日頃の対策や医師の実力、経験が問われるときなのです。

また整形外科のことだけではなく、リハビリや麻酔、糖尿病、心臓などの治療ができる病院かどうかも調べたほうがよいと思います。合併症が出ても対応できる環境が望ましいでしょう。いろいろな病気を持っていらっしゃる高齢者は単科病院での手術は避けるべきでしょう。

合併症対策など、患者さんに勧めていること

合併症などが出ず、手術がスムーズに行われ、回復が順調に進むように、患者さんたちにやったほうが良いと勧めていることがあります。

・石鹸で手洗いし、消毒ジェルやアルコール入りウェットティッシュで手をこまめに殺菌する。
・ヘソ、耳、鼻、手足、陰部の清潔を保つ。
・歯科にかかって歯槽膿漏を治す。口腔内の清潔。歯みがき。
・水虫や陥入爪による爪周囲炎を治す。
・蜂窩織炎、アトピー、毛嚢炎など感染性皮膚炎を治す。
・手術前に感染予防のため、鼻うがいをする（薬局でしみない鼻うがい薬が売っています）。

・炭水化物の過食を控え、食後に運動して血糖値を上げない。
・骨が早く付くように、または硬くしっかりするように、食べる煮干しを食べてカルシウムとタンパク質、ＥＰＡ、ＤＨＡ（血液をサラサラにする魚油の成分）を補う。
・術後、傷が治るまでは、十分なタンパク質を摂る（アルブミン値が高い）ほうが、傷の治りにも、感染予防にも良い。糖尿病さえなければ、プロテインを毎日飲むとか、煮干し、魚、肉、牛乳、納豆を食べるとかする。
・うっ血を予防するために圧迫ストッキングを履く。
・血栓予防に毎日歩くか、足首を動かす、足とふくらはぎのマッサージをする。

誤解、偏見で手術を毛嫌いしない

「手術は痛そうで怖い」「手術すると寝たきりになるのでは？」「手術には大金が必要？」

よくこういった心配をする方がいらっしゃいますが、それも大きな誤解です。

手術は痛いのか？

手術中は麻酔を掛けるので痛くありませんし、手術後も痛みをコントロールする薬を使用するので、痛みを訴える患者さんはほとんどいません（人工ひざの手術後は関節の曲げ伸ばしの練習が痛みを伴います）。

手術がうまくいけば、次の日からはもう歩行練習です。手術の直後だけ、立ち上がるときに傷が多少痛みますが、歩いていて痛むようなことはほとんどありません。

「年だから仕方ない」などとあきらめていた腰ひざ股関節も、手術を受ける勇気さえ出せば、感染症などの合併症さえ出ず、リハビリを頑張れば、ほぼ元どおりに治せる場合が多いのです。

現に私は、80代の患者さんをどんどん手術して治しています（ただし心肺機能、免疫力が良い人に限りますが）。また、重症骨折の方は90歳でも１００歳でも手術しています。

手術を受けて治ったら、どんどん出掛けて人と接してください。

家にこもらないこと。お化粧し、おしゃれをして、ショッピングやランチを楽しんで、旅行に、孫の行事に出掛けてください。ぜひ、お孫さんの晴れ姿、活躍を自分の目で見に行ってください。

社会とのつながりを絶ってはいけません。

入院期間、治療費は？

手術後はリハビリです。2～3週間もすれば退院し、腰やひざを伸ばして真っすぐ歩けるようになります。最終的には、買い物や旅行なども、昔と同じようにできるようになる人が多いです。

費用も、保険が利きますので、それほど高額にはなりません。年収や何割負担かによっても変わりますが、高額療養費の申請をすれば、個室に入らない限り、保険が利かない食費や雑費も含めて、3割負担で、手術代・リハビリ代全て込みで、月15万円程度でしょうか。1割負担の高齢者ではさらに少なくなります。

2～3週間ホテルに泊まって3食食べることを考えると、治療費込みでこのくらいなら法外な額とは思えません。車の修理代や家の修繕費と比べても、一生を変える対価としては損のない額ではないでしょうか。治してしまえば、頻回な通院はなくなりますから、生涯の治療費を考えると、ずっと負担は少ないと思われます。

一生歩いているためには

いつまでも歩いているためには、腰ひざ股関節に悪いところがあれば治し、筋肉をつけ、骨を強くして正しい姿勢を保ち、毎日ストレッチ、散歩、筋トレをすること。

さらに転倒予防。歩くとき，太ももを上げ、つま先を上げてかかとから着地し、足を引きずらないようにしましょう。年を取ったら、中腰で重いものを持つのはやめましょう。

立ち上がれなくなったらアウト

自分で立ち上がれなくなったら、もう寝たきりに向かうだけです。

立っていられなくなっても、足踏みができなくなっても歩くことはできません。

年を取ったら筋トレして肉を食べる!――テーブル運動

歩くことがあやしくなってきたら、一人でも安全にでき、道具もいらず、いつでもどこでもできるテーブル運動をお勧めします。やり方は、

①テーブルに手をついて立ち上がる。
②テーブルにつかまって立っている。
③テーブルにつかまって、ゆっくり足踏み。

余裕のある人は、つかまらずにやってみましょう。

さらに余裕のある人は、ものすごくゆーっくり立ち上がってみてください。

筋トレをすると骨も硬くなります。筋トレをしたらタンパク質(肉など)をできるだけ早く摂取してください。

スクワット

さらにテーブル運動で筋トレをしましょう。

④テーブルにつかまって、スクワットをしましょう。

余裕のない人は、テーブルに手をつき、ひざがカクンとなって尻もちをつかない程度に少し曲げ、限界までできるだけ長く耐えてください。尻もちをつかないよう十分注意してください。ガクンと来る人は、深く曲げ過ぎです。

すごく余裕のある人は、座った状態からお尻を5㎝くらい上げ、ひたすら長く耐えて頑張りましょう。太ももの前（大腿四頭筋）がプルプルするまで、3～5セットできれば理想です。

⑤テーブルに手をつきつま先立ち。これも限界までできるだけ長く耐えましょう。

⑥テーブルに手をつき片足立ち。これも限界までできるだけ長く耐える。

ほかにも、テーブルにつかまって次のような筋トレのやり方があります。

・横上げ（中臀筋を鍛える、特に股関節が悪い人にお勧めで、跛行が治ります）

・後ろ上げ（大臀筋、歩幅が増え、歩行時に歩く速さが変わります。立ち上がるのが容易になります）

立ち上がれない人は、椅子に座ったまま、次のような筋トレをしてみましょう。

・片足ずつゆっくり蹴る、ひざを伸ばす
・両側同時にかかとを上げる（貧乏ゆすりは寝たきり予防。特に股関節が悪い人は貧乏ゆすりが有効）
・両側同時につま先を上げる
・片足ずつ太ももを上げる
・両側同時に太ももを左右に振る（貧乏ゆすりは寝たきり予防、特に股関節が悪い人）

さらに、ストレッチも大切です。関節や体が硬いと痛みが出ます。

また、姿勢が悪くなると、老けて見え、転倒しやすくなり、腰や関節を痛めます。手術して痛みが取れても、姿勢が悪いと見栄えがよろしくありません。

姿勢がよくなる運動としては、ソーシャルダンスとかフラダンス、体操教室、ヨガ、太極拳がお勧めです。

［第6章］

悲願の「腰・膝・股関節センター」設立

医師になって30年余り

医者になって30年が過ぎました。経験、年齢から考えて、技術的には今がピークかもしれません。この本は、私が志してきたこと、目指してきたことがある程度形になった現在、ひたすら積み上げてきた実績を基に、臨床（地方医療）にかけてきた医者人生の集大成として、知見をまとめたものです。

大学病院や大病院がひしめき、多くの医師がいる大都市では無縁の話かもしれませんが、地方では医療格差とでもいうのでしょうか、整形外科に対する理解が十分とはいえず、腰ひざ股関節で困っている人および家族が、いまだに多く見受けられます。本書が福音となり、多くの人の手助けになればと願っております。

私は毎日、朝、病棟回診（当日手術する整形外科のすべての患者さんとご家族への説明、すべての整形外科の退院患者さんとご家族への退院指導、昨日の手術患者さんへの結果説明と経過確認、夜間救急車で入院した患者さんの画像確認と診察）、午前中、ＰＬＩＦや人工関節手術を数件こなし、昼、病棟回診（歩行確認など）をし、午後１００人近い外来をこなしています。

つまり毎日午前中数件手術し、残りが外来、朝昼に病棟ということです。朝から晩まで超過密スケジュールで、息つく暇もありません。週末は講演会、学会、研究会等で全国を飛び回り、予定がない土曜日は外来をやっています。

講演会では、腰ひざ股関節の構造と代表的疾患、およびその治療について解説して回っています。そこで伝えたいことは、腰ひざ股関節が壊れて痛くて歩けなくても、①手術で治ること、②年でも、③病気があっても治せる可能性があること、④手術実績を参考に医師を探してほしいこと、⑤腰・ひざ・股関節はそれぞれ別の医師を探すこと、⑥手術には合併症と後遺症がゼロではないこと、⑦初診の際、受付で医師を指名すること、などを伝え歩いています。

しかし、いくら精力的に毎日多くの患者さんを診療し、土日に講演会を行っても、接することのできる人数には限りがあります。

痛みで悩んでいる人、歩けなくて悩んでいる人、腰曲がり・ひざ曲がりで困っている人、跛行で困っている人、治ることすら知らない人、知っていても怖くて病院に足が向かない人、あるいは、治したくてもどこに行けば良いのかも分からない人、治したくても病院に連れて行ってくれる人がいない人、家族が反対している人、そんな人や家族にメッセージを届けたいと思い、普段外来で説明していることや講演会で話していることを、そのまま本にまとめてみようと思いました。本来なら一生会うことのない遠くの困っている人に届いてくれれば本望です。

患者さんには優しく、自分には厳しく、一生懸命いつも全力で、頼まれたら断れないお人好し、世渡り下手な私ではありますが、若い頃に、①軟骨寿命が歩行寿命であり、健康寿命に直結すること、②腰ひざ股関節が同時に悪くなって歩けなくなっていく人が意外と多いこと（腰ひざ股関節シンドローム）、③腰ひざ股関節が悪くても治していない人がたくさんいること、④1カ所だけ治してほかを治さないために、結局歩けなくなってしまう人が多いこと、⑤腰ひざ股関節が連動して悪くなる人が多いのに、治療する側は腰は腰、ひざはひざであること、⑥地方に行ったら都会のようにはいかず、ある程度なんでも治せないと地域住民のニーズに応えられないこと、⑦患者さんが整形内科と整形外科の違いが分かっていないこと、⑧行くところによって医師の診断も治療方針もまったく異なり、路頭に迷っている人が多いこと、など、患者さんが困惑し迷走しているのを目の当たりにし、これではいけない！と思い立ったのです。

かかった医者の専門によって、治るか治らないか運命が変わる、患者さんが知らないために損をしている、そんなくじ引きのような、運や巡り合わせですべてが決まってしまう現状をなんとかしたいと思い、腰でもひざでも股関節でも治せる地域医療のスペシャリストになりたいと考え、防衛医大で専門研修を修了し、整形外科専門医を取得後、慶応義塾大学整形外科医局の門を叩き、再び研修医としてゼロから研鑽《けんさん》を続けてまいりました。

慶応大学病院では超一流の先生方の手術を思う存分、見ることができました。専門医取得後だったので、ある程度の知識や経験もあり、またもともと画像記憶が得意だったので、あらゆる手術をひたすら目でコピーし脳裏に焼き付けました。この経験は、その後の診療にたいへん役立つものであり、大きくて強固な土台を作り上げることができました。

以来、腰ひざ股関節の手術にひたすら専念してまいりました。

自ら望んで2回も同じ科の研修医になることなど、常識ではありえないことですが、今の自分があるのは、あの長い下積み経験があったからだと思っております。

当時すでに家庭を持ち、2人の子どもを抱え、無給かつ無休の下積み生活は大変でした。睡眠時間を削り、昼夜働き続けました。昼間は研修医として大学病院で勤務し、夜は月に25日以上関連病院の夜勤当直のアルバイトに行って生活費を捻出し、なんとか子どもたちを飢えさせることなく育てることができました。おかげさまでその長男長女とも私の意志を継ぎ、すでに医師として働いています。

私は手術をする際、あらかじめでき上がりのイメージが頭の中に見えています。どこをどの程度どんな角度で切るのか、頭の中にあるイメージに向かって、猛スピードで突き進むのです。頭の中の3Dのイメージを、自由自在に回転させたり切ったりできるからこそ、迷うことなく、早く、きれいに、正確に、できるのだと思います。まるで切り絵師や氷の彫刻のような感覚です。

やってみてうまく行かず、うまく行くまで何度もやり直すのではなく、やる前にうまく行くかどうかがイメージできる。このままではうまく行かないと瞬時に察知し、方針を早期に転換することができる。そんな感覚です。

何かよからぬことが生じた時は、真っ白になることなく、ギアを入れ替え、本気のスイッチを入れ、冷静かつ研ぎ澄まされたゾーンに入ります。さまざまな解決策、次の一手、リカバリーショットが瞬時に閃《ひらめ》き、溢《あふ》れ出て来ます。見抜く力に裏打ちされた判断の速さ。頭の中で「できる！」と思ったことは実際にできるし、できないと思ったことはたいていできません。

　空想の中の手技を再現する感覚、それは芸術家が頭の中のイメージを実際の絵に表現するような感覚なのかもしれません。自分の中で重要な位置を占める、この持ち前のセンス、天性の勘こそが最大の武器だと思っています。

　さらに、多くの手術や診療を手際よく過不足なくこなし、首尾《しゅび》良く終わらすためには、段取り能力が極めて大切です。ムダな手順、ムダな動きを一切なくし、同じ手術を何百回もやることにより体に染み込ませ、体が覚えている、手が勝手に動く、そんな達観《たっかん》した、俯瞰《ふかん》の境地を目指してまいりました。

　とにかく手術に関しては早くて、出血が少なく、ダメージが少ないと、感染率も減り、術後の腫れも減り、痛みも減り、後遺症も、合併症も減り（ゼロにはなりませんが）、リハビリも進み、すべてが良い結果につながります。

スーパーマン、アンパンマン、ドラえもんのような医者になりたい

「助けて」という人を、どこが悪くても、いつでも助けられる。地域で信頼され、いざという時に「あの先生がいるわ！」「あの先生なら大丈夫」と思い出してもらえる、そんなオールラウンダーな医師を目指してまいりました。

そして「まだ大丈夫」「もう少し様子を見たい」という患者さんには、余計なお節介は焼かず、暖かく見守り、途中で痛みが悪化したり、歩けなくなって、「助けてー！」と言ったら、すぐに期待どおり救う。決して突き放すことなく、「あの人に言えばなんとかしてくれる」スーパーマン、アンパンマンやドラえもんのような正義のヒーローになりたいと思っています。

自分にしてほしいこと、母親にしてあげたいことを患者さんにする。一人ひとりに特別なことをしてあげる。そういう心構えで毎日診療をしています。

腰ひざ股関節シンドロームのように、あっちもこっちも悪い患者さんをトータルで救う、

腰もひざも股関節も治せる医者になりたいという信念で、今まで努力を重ねてまいりました。迷っている人に進むべき道を指し示し、暗闇に光を灯し、どんなピンチが訪れようとも、常に頼りになる、そんな存在であり続けたいと思っています。

そのためにも、日夜、技術の維持向上と健康管理、体力作りに努めています。

自分の得意なこと、好きなことで、人助けができ、幸せになってもらえる、整形外科は、私にとってまさに天職です。

宇都宮駅近くの職場に、東京から新幹線通勤をする毎日です。手術患者さんの5分の1は県外で、4分の3は女性、3分の1が80歳以上です。手術はおよそ2~4週間待ち。外来がとにかく混んでいて数時間の待ち時間がありますが、今のところ当日受付、当日診察をしています。

基本的に指名していただいた患者さんを診ています。再診は予約で、初診は予約不要ですが初診の電話予約も可能です。患者さんは全国から集まっており、東北新幹線沿い、東北自動車道沿い、北関東道路沿い、東北線沿い、上野東京ライン沿い、湘南新宿ライン沿いからの来院が特に多いようです。圏央道が開通してからは首都圏近郊からの患者さんも増えております。

海外の方もかなり手術をいたしました。中国の会社経営者や医師もいらっしゃいました。技術の確かさや気配りの細やかさ、そして人工関節などの製品の信頼性など、日本は別格とのことで、結果に大変満足され、次の方を紹介していただきました。

手術数年間1000件を20年

一人の医師が執刀する年間手術数は、一般的には多くても200件といったところですが、私は年間1000件前後の手術を20年以上続けてまいりました。震災の時もコロナの今も1日も欠かさず毎日です。医者になって30年は過ぎましたので、トータルで2万件ほどになろうかと思います。

年によってばらつきはありますが、腰は毎年200~300件（そのうちPLIFが150~200件）、人工関節（ひざ、股関節）は毎年200件前後、多い年で300件といったところです。いくら症例が多いといっても、合併症が出ることもないとはいえず、

１００％の約束はできませんが、ほとんどの方に満足していただけているのではないかと思います。

地域での高い信頼は、地道に期待に応え続けられてきた証であり、国立栃木病院に始まり、燿生会《ようせいかい》病院院長を経て、現在の宇都宮記念病院腰・膝《ひざ》・股関節センター長に至る20年以上を宇都宮の地域医療一本にかけ、地道にひたすら築き上げてきた賜物だと思っています。燿生会病院時代は金沢大学整形外科ひざ専門の先生と仕事ができ、関節鏡、人工ひざ手術、前十字靱帯再建術《さいけんじゅつ》、軟骨移植、骨切り術などのスキルアップが図れました。

幸福は伝染します。不幸も伝染します

不機嫌な態度や横柄な言動は、周囲を嫌な気分にさせます。同じように、つらさや不幸も周囲に影響を与えます。

腰ひざ股関節が痛くて、苦痛に顔をゆがめ、人生に絶望し、「早くお呼びがかかってほしい」と言っている人たちが、今現在も間違いなくいるのです。そしてそれは、本人はもちろん、家族にとっても悲しい不幸なことです。

歩けない人が一人でも出ると、人手がかかり、出費も増え、介護離職で収入も減り、介護する側も腰を痛め、老老介護では共倒れになるなど、周りの人にどんどん不幸が伝播《でんぱ》していきます。疲弊《ひへい》し心がすり切れ、夢も希望もなくなり、その日一日どうやって生き延びて行くかに必死で、不安な夜が続くのです。一人暮らしや老老介護ではなおいっそう切実です。悪いところがあれば歩けるうちに、治せるうちに治したほうが、孤独死や共倒れになるよりも良いでしょう。

治して、おしゃれをして出掛けよう（明るさは周囲を照らす）

悪いところを治し、痛みが取れ、スタスタ歩けるようになると、患者さんの顔つきが驚くほど変わります。別人のように明るくなり、隠し切れない喜びが溢れ出てきます。

腰やひざが真っすぐ伸びただけで、見違えるように若返り、品がよくなります。自信に溢れ、お化粧をし、オシャレをし、買い物にも旅行にも、グランドゴルフにもカラオケにも行け、孫の成長を楽しみにします。その満足感や幸福は周りの人にも伝染して広がっていくのです。

私はその瞬間、期待に応えられた安堵感と、すべてが報われたような満足感で胸が一杯になります。私を頼ってくれてありがとうと感謝をするのです。

手術が最終目的や、ゴールではありません。ただ単に悪いところを治すだけではなく、痛みを取り、真っすぐで安定した関節を作り、歩けるようにし、すさんでいた心と生活を立て直し、家庭をよみがえらせ、団欒《だんらん》をもたらすのです。体を治して心も治す。笑顔を取り戻してほしいのです。

「旅行に行けたよ」「孫の運動会に行けたよ」とか「孫が学校に受かったよ」「孫が結婚したよ」などと満面の笑顔で報告いただけるのは最高の喜びであり、これこそが医者をやっている醍醐味《だいごみ》だと感じます。

治して、お孫さんの晴れ姿を見に行こう

お孫さんのために、悪いところを治し、孫の晴れ姿をその目でしっかりと見に行ってあげてください。いつまでも歩いて、お孫さんと一緒にお出掛けしようではありませんか（表紙は私の孫です）。

プレッシャー・ストレス

医者はさぞかし幸せなのだろうと思われがちですが、元どおり治るのが当たり前と思われることも多く、プレッシャーやストレスは計り知れません。重症であればあるほど、高齢であればあるほどリスクも増え、これだけたくさんやっていれば、どんなに正しいことをしていても感染や、肺塞栓症、神経血管障害など合併症もゼロというわけには行きません。想定外のことが起きたり、難しい状況になったときこそ、経験値と実力と精神力が試されるのです。

不幸にも経過の悪い人が出れば、誠心誠意、最大限の努力をします。休みの日でも、熱が出ている人、採血で感染データが高い人、痛みが強い人、歩けない人が、どうなったかなど、患者さんのことが頭から離れることはなく、心の底から休める日は1日もありません。

期待値や前評判が高過ぎるということは、良いことばかりではありません。どんなに結果がよくても満足してもらえず、極めて高い期待に応えられなければ、むしろ悪く言われるだけです。

しかし人生は、何もしなければ、良いことも悪いことも何も起こりません、大きなことをすればするほど、喜びも大きい代わりに、リスクやトラブルも増えます。せっかく努力して腕を磨き、技術を身につけたのだから、宝の持ち腐れにしてしまっては社会貢献になりません。多少のリスクや障害があろうとも、人を救うことを続けるしかありません。それが私の医師としての矜持《きょうじ》です。

執刀医と患者は一心同体（特別な心のつながり）

医者と患者さんが、同じ目標に向かっていることが理想です。命をかけた、一生を左右する戦いを共に乗り越える。その結果、同志のような特別な関係になるのです。お互いに心配したり気遣ったり、一緒に喜び合ったりする、これからも、そんな心の通い合う、共感し合える、心に寄り添った治療を続けたいと思います。

患者さんがエネルギー源

私は、つらい時、落ち込んでいる時、患者さんの笑顔に救われ、患者さんからいつも勇気とエネルギーをもらっています。常に患者さんが味方！　私の存在価値、拠り所はそこにしかないのです。

　患者さんの不安な心を支え、手術に対する恐怖心をなくし、治っていく過程をともに乗り越え、治った喜びと感動をおすそ分けしてもらい続けたいと思います。その意味でも、諸事情から休眠状態になっている「患者さんの会」（ひまわりの会）が再興できるとうれしいです。

腰・膝・股関節センター

　令和元年宇都宮記念病院整形外科に「腰・膝・股関節センター」が新設されました。おそらく前例のない試みなのではないでしょうか？

　独立した整形外科単独の（単科病院の）センターではなく、ＩＣＵや循環器など各科がある病院の中のセンターで、しかも腰とひざと股関節に特化したセンターという形が私の従来からの理想像でした。

　私が若い頃から思い描いていたことがやっと現実となりました。これは私の新たな夢へ

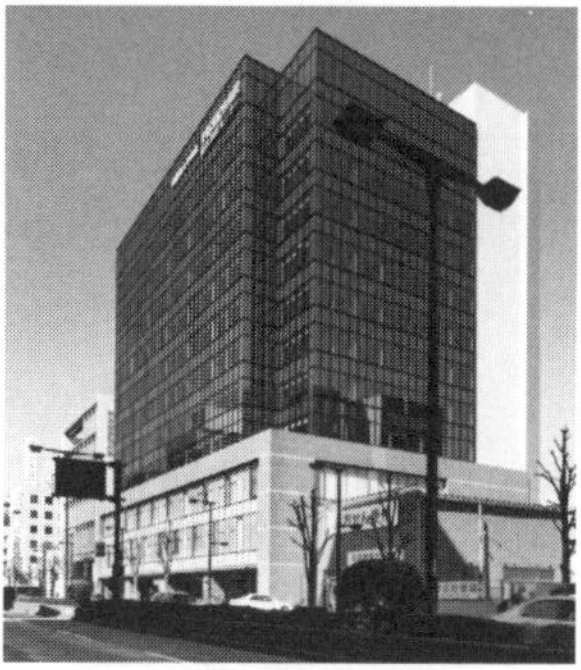
宇都宮記念病院外観

のスタートです。今後は腰ひざ股関節の治療に特化した医療を展開し、この道のパイオニアになれるよう、今まで以上に頑張っていきたいと思います。

それと同時に、防衛医大の後輩である実力者・笠原先生、さらに日中両国の医師免許を持つクレバーな常先生が集ってくれました。強力な助っ人を得て、3人で力を合わせ、さらにパワーアップしていきたいと思っております。そして彼らも、どんどん実績を重ね、私の後継者になってくれると信じております。

未来の医療の展望

私が想像する未来の医療の姿がいくつかあります。その一つが「遠隔診療」です。

患者さんのどこがどの程度悪いのかは、話を伺うだけでもある程度わかります。さらにひざや腰の外観や立ち姿、歩く様子を見るだけでもその重症度が類推できます。

遠方で来られない方、せっかくはるばる来院しても手術の必要なくムダ足になる方もいらっしゃるので、オンライン初診やテレビ電話初診ができるようになると良いのですが。また遠方の術後の方のオンラインや電話再診ができると、助かる人も多いのではないでしょうか。

将来医学の世界でも、コンピューターやＡＩ、医療ロボットなどにより、仕事や治療が激変するものと思われます。スマホがホームドクターになるＡＩドクターなどが当たり前になっていくでしょう。医療ロボットによる診察や遠隔手術、３Ｄプリンターによるオーダーメイドの人工関節やｉＰＳ細胞と３Ｄプリンターとの組み合わせによる生体弁や生体血管、人工臓器、ＶＲ（バーチャル映像）技術が手術のやり方を変えたり、ナノテクノロジーが投薬システムを一変させたりするかもしれません。アプリでセルフチェックし、コンビニや宅配で薬を受け取るような時代が来るかもしれません。

ｉＰＳ細胞などの再生医療や、遺伝子診断や遺伝子治療によっても、同様に革命が起こると思われ、今までの医療はまったく通じなくなる可能性があります。あらゆる病気が治せるようになり、アンチエイジングも目覚ましい発達を遂げ、そう簡単には、あの世に行けない時代が来るのではないでしょうか。認知症患者で溢れかえり、認知症治療が時のテーマになることでしょう。

そして、長生きすればするほど軟骨は間違いなくすり減り、ひざや腰は変形し、ひざ痛、腰痛、坐骨神経痛はこれからも出るのです。骨折や神経の圧迫、変形やぐらつき、軟骨のすり減りによる痛みなど、原始的で物理的な分野はなくなることはなく、最後はやはり手術をする医師がこれからも必要になってくるのだと思います。

手術もコンピューターに誘導された手術がますます増えていくと思いますが、医師のセンス、感性、技術、経験が、コンピューターに負けるようになるとはとても思えません。ロボットやＡＩが職人にすべて取って代わることはあり得ないと思います。

医師もコンピューターに指示されてばかりいると、考える力が衰え、ピンチの時に対処できない医師ばかりになってしまいます。本当の実力はうまく行っている時ではなく、うまく行かない時、想定外のことが起きた時に分かります。指示待ち人間ではなく、自分で観察し、考え、判断し、瞬時にトラブルを乗り越える術を検証し、滞りなくやり遂げることのできる医師を育てることをあきらめてはいけないのだと思います。

徹底したチーム医療（スタッフの支え）

偉そうなことばかり述べてまいりましたが、言うまでもなく、治療は1人ではできません。看護師、秘書、レントゲン技師、リハビリスタッフ、検査技師、クラークなど多くの人に支えられ、初めて治療が成り立つのです。診断し、説明をし、方針を決め、指示をし、実行し、経過を確認する、それが医師が患者さんから求められる最低限の役割です。しかし、やるべきことは膨大で、多くの細かなことはスタッフが頼りです。

私以上に多くの時間を患者さんとともにするコメディカル、スタッフが、治療においても、病院に対する印象においても重要な役割を果たしています。縁の下の力持ちである、スタッフに心より感謝します。

協力いただいている各科の先生に感謝

また、すべての治療は整形外科だけでは成り立ちません。麻酔科をはじめ、内分泌内科（糖尿病）、循環器科、救急部、ＩＣＵ（集中治療室）などの先生方、理学療法科の協力なしには高齢者の手術は行えません。

当院では何十人ものリハビリスタッフがおり、土日も休まず、歩行練習をしております。退院後も通院でリハビリを行っています。さらに、市内の方限定ですが、頻繁に通えない方に対しては訪問看護や訪問リハビリも対応しております。

常勤の麻酔科医も４人おり、安心して手術に専念できます。

糖尿病専門医も何人もおり、術前の教育入院など、全面的に協力いただいております。

透析患者さんの手術は、今までも受け入れてきましたが、新たに当院でも透析を行うようになり、より確実に情報を共有し、より安全に治療できるようになりました。

救世主・心臓血管外科医現わる

また、類は友を呼ぶとでも言うのでしょうか、令和元年、バチスタ手術で有名な、テレビにも出演する、心臓血管外科の名医、氏家敏巳先生が当院に常勤医として着任し、ＩＣＵ新設に尽力されました。私のコンセプト、医療に取り組む姿勢に共感くださり、現在タッグを組んで高齢者の治療に当たっています。

心臓に持病のある方、心エコーなどの精密検査で異常がある方、骨折して救急車で入院した超高齢者など、術前から関わってもらい、心肺機能、耐術能、全身状態の把握・評価をしてもらっております。骨折などでは、多少持病やリスクがあっても、手術せざるを得ないこともあるのですが、術中術後の心臓トラブル、肺塞栓症（エコノミークラス症候群）、深部静脈血栓症、血管トラブルさらには感染まで、一手にお願いしており、超高齢者や重度の合併症のある方でも、より安全に手術を行えるようになりました。

血流障害の血行再建術やバイパス術など、正に救世主、あるいは氏神様のようです。強力なバックアップのもと手術を望む高齢の患者さんを1人でも多く救いたいと思っています。心臓血管外科医が常にＩＣＵで控えている整形外科手術などまずありえないことであり、本当に恵まれていると思います。

恩師に感謝

若い頃すばらしい指導者に恵まれたことも私にとって幸運でありました。お世話になった先生、影響を受けた先生、尊敬する先生方にあらためて敬意を表します。

藤田保健衛生大学（現・藤田医科大学）整形外科前教授、慶應大学出身、元防衛医大講師、股関節専門の山田治基先生。防衛医大の後期専門研修の際の私の指導医で、整形外科医としての基礎をご指導いただきました。ＲＡＯ（臼蓋回転骨切り術）キアリー骨盤骨切り術、ＴＨＡ（人工股関節）、人工骨頭など懇切丁寧に指導いただき、難しいそれらの手術の執刀ができるまでにしていただきました。誰もが認める人格者で、慶應大学の勉強会や宴会など、どこでもお供させていただき、慶應大学に行きたいと思ったきっかけとなりました。今の私があるのは、山田先生のお導きの賜物であり、一生頭が上がりません。

元防衛医大整形外科教授、元慶應大学助教授冨士川恭輔先生。ひざの分野では、「世界の冨士川」と言われ、整形外科医で知らない者はいないレジェンドです。慶應の研修医が決まった際、防衛医大教授が決まっていたようで、しばしばお声掛けくださり、私が清水市立病院（現・静岡市立清水病院）勤務の際、時々手術にいらしており、そのたびに手術助手をさせていただきました。手術の指導だけでなく、医師としての心構えなど訓示をいつも頂戴しました。「三輪、いいかー、医者というのはなー、いつでも、いつまでも勉強していなきゃダメなんだ！」今でも心に刻まれております。また、ひざの骨切り術（高位脛骨骨切り術・ＨＴＯ）の症例をまとめて分析し、東京膝関節学会で発表の指導をいただいたことがあります。発表の際、冨士川先生と、ＨＴＯの第一人者である横浜市立大学の腰野富久教授、大御所のお二人が並んで目の前にいらっしゃったこと、そのシーンが今でも目に浮かびます。

元東京歯科大学市川病院教授、慶應大学出身、元国立栃木病院整形外科部長、元済生会宇都宮病院整形外科部長、白石建先生。国立栃木病院時代、脊椎手術の手ほどきをいただきました。親分肌でかわいがっていただきました。私が実家の経済的な事情で医局を離れ就職せざるを得ない時も、親身に相談に乗っていただき、「俺が面倒見てやるから、近くにいろ」の一言で私は宇都宮にいつくことになりました。燿生会病院副院長として就職した際には済生会宇都宮病院の提携病院としていただき、何年間か、外来や手術に自ら来ていただいておりました。あの時に救っていただいたことは一生忘れません。

元慶應大学助教授、元済生会中央病院脊椎側弯症センター長、鈴木信正先生。脊椎の世界では知らない人がいない、成人脊椎変形（側弯症）のレジェンド。非常に厳しい先生で、研修医から恐れられておりましたが、千葉大学整形外科教授だったお父様が、私と同郷の御殿場市出身（おそらく御殿場中学校、沼津東高校の先輩）ということだけで、何回も「大丈夫か？」と声を掛けていただきました。接点はあまり多くはありませんでしたが、鈴木先生の外勤先の大槻外科の手術の際に毎回オーベン（専門研修医）以上が助手でお供したようですが、人手がないときは、研修医である私を何回も指名して呼んでいただき、合計十数件に満たない症例かもしれませんが前立ちとして成人脊椎変形手術など脊椎手術の助手を務めさせていただきました。緊張しながら毎回手術に臨み、なんとか一度も怒られることなくすみました。

いつも難しい手術を機嫌よく解説しながら鮮やかにこなす姿を今でも覚えています。

国立村山医療センター副院長（慶應大学出身、元防衛医大整形外科講師、元済生会宇都宮病院整形外科）谷戸祥之先生。私が燿生会病院院長・理事長の頃、数年間、脊椎の手術

の終了前に毎回、必ず確認・指導に入っていただいておりました。人柄の良さが印象的でした。脊椎手術のノウハウは谷戸先生に伝授していただきました。

元清水市立病院整形外科部長、静岡赤十字病院整形外科部長、手の外科、外傷の野々宮広章先生。清水市立病院時代、臨床医としての姿勢、取り組み方、外傷の心得など徹底的に叩き込んでいただきました。医師としての実力はもとより、こと治療に関しては厳しくて有名な先生でした。言われた以上のことをしようと必死で食らいつき、幸い私は一度も怒られずに終わりました。私にとってはなんでも相談できる優しい師匠であり、今でも目標です。外傷（骨折）全般と手の外科を教えていただきました。当時、私は研修医扱いでしたがＲＡＯ（臼蓋回転骨切り術）、キアリー骨盤骨切り術、ＴＨＡ（人工股関節）、ＴＫＡ（人工ひざ関節）、など今までにマスターしてきた手術の執刀をすべて快く許していただいたことに感謝しております。今でも私のロールモデルであり、外傷の治療に当たるとき、野々宮先生ならどうするだろう、野々宮先生に恥ずかしくない手術を心掛けようといつも思いながら手術に臨んでいます。

最後に慶應大学整形外科学教授、松本守雄先生。25年前、私が2回目の研修医を慶應大学でしている際に、ご一緒させていただきました。本当に下々に対しても態度の変わらない、優しい先輩でした。20年以上経って、長男の研修医後の進路について相談したく、突然、学会会場で、失礼を承知で、お声掛けさせていただいたのですが、自己紹介する前に「あー三輪先生。よく覚えてるよ」と言われてびっくりいたしました。これほど出世されても、偉ぶらない温かい人柄は昔とまったく変わっておりませんでした。実力者であり人格者でもあり、医師としても、人間としても尊敬する憧れの先生です。本書の出版に当たって、激務の中わざわざ原稿を読んでいただき、アドバイスをいただきました。身に余る光栄です。また長男が現在、先生の元でご指導いただいており、祈るような気持ちでおります。

そのほか、これまでの医者人生で、ご指導をいただいたすべての先生方に感謝申し上げます。

おわりに――両親に感謝

さいごに、毎年１０００例の手術をこなすためには気力だけでなく体力も必要です。恵まれた体力、健康な体、何があってもへこたれない精神力、手先の繊細さ、そして十分な能力を授けてくれた両親に心より感謝の意を表します。

父は晩年認知症を患いましたが、私の出演したテレビ、ラジオはもちろんのこと、私の載った新聞や雑誌を毎日楽しみに読んでおりました。令和元年8月にこの世を旅立ちました。出版したら真っ先に読んでほしいと思っておりましたが、願い空しくお別れの時に間に合いませんでした。原稿を棺の中に入れましたので、あの世で毎日じっくり読んでください。遺品整理の際に見つけた父の写真は、今の私にそっくりでした。

また母は、自ら寝たきりの淵から這い上がるべく、私を信じ86歳と高齢でも手術で治ることを証明してくれました。どんなことにも一生懸命で、お人好し、負けず嫌いで意地っ張り、お節介で困っている人を放っておけない、1つのことをとことんやり遂げるエネルギーの塊のような人で、性格的には私は母に似ているのかもしれません。

この本を最愛の母と、亡き父に捧げます。

道なき道を切り拓き生きる。富士山のような孤高の存在でありたい

過去の既成概念に囚われることなく、自分の限界を自分で決めることなく、道生という名前のように、道を切り拓き、道なき道を生き、新たな道を生む、そんな親の思いに応えたいと、今まで努力を重ねてまいりました。子どもの頃、毎日見上げていた富士山のように、美しく孤高の存在になれたらと願ってまいりました。

大自然の中で生まれ育ち、心温まる人々に囲まれ、人間味と感性を磨いてまいりました。今は泥臭く無骨なまでに、最後まで職人であり続けたいと思っております。

痛みで困っている人の痛みを取る、歩けない人を歩けるようにする、曲がったひざや腰

を真っすぐにし、グラグラの関節を強固なものにし、跛行を治し、100歳まで歩いていられるようにする。それが私の仕事です。

私はライフワークである腰ひざ股関節シンドロームの啓発と治療に生涯を捧げる覚悟です。

宇都宮記念病院副院長、整形外科科長、腰・膝・股関節センター長、整形外科専門医

三輪　道生

三輪先生へ贈る

宇都宮記念病院心臓血管外科科長　氏家敏巳

宇都宮記念病院に赴任する前から、ここに年間1000例以上というとんでもない件数の腰ひざ股関節手術をこなし、患者さんから厚い信頼を受けている整形外科の医師がいることを、実は既に知っていました。

私の義理の母が、両側の変形性ひざ関節症と腰部脊柱管狭窄症を患っており、かつて妻から「信頼できる良い整形外科医はいないか?」と尋ねられたことがあったからです。

当時、大阪の病院に勤務していた私は、「関東でひざと腰の外科治療で優れた施設はどこか？」と、同僚の整形外科医や人工関節を扱う業者さんなど、いろいろな方々に尋ねてみました。そうして得られた情報で、3つの病院名が浮上。その中に、宇都宮記念病院の三輪道生先生の名前が挙がっていたのです。

そんなわけで、私自身が宇都宮記念病院に赴任した際、「あの有名な三輪先生に挨拶に行こう」と整形外科病棟を訪れたところ、なかなかご挨拶できませんでした。三輪先生は連日、超ご多忙だったからです。

朝から晩までたくさんの手術を行っている三輪先生の手術を受けるために、遠方からも来られた外来患者さんたちが、外来診療ブースに溢れかえっていました。

数々のマスコミでも取り上げられた、イケメン凄腕医師……。三輪先生に対して、私は当初、「きっとお高くとまったおっかないドクターなのだろう……な（？）」という先入観も持っていました。

それで、少々怯えながら数回、整形外科病棟を訪れました。しかし、病棟の看護師さんたちからは、「私たちにとっては優しいオッサン先生ですよ」と、私が抱いていたイメージとはまったく違う答えが返ってきていました。

実際お会いしてみると、丁寧な物腰でお話しになる優しいイメージのドクターでした。「腰の低い先生だな」と思いながら、しかし、いろいろお話しさせていただくと、実は虎やライオンのような眼光鋭い《外科医の眼》をしていることがわかり、「やはりこのドクターは百戦錬磨の整形外科医に違いない！」と肌で感じたことを、今でもはっきりと覚えております。

実は、三輪先生らの整形外科と私どもの心臓血管外科には、切っても切れない縁があります。

骨折をはじめとする整形外科疾患は、手術治療前後に安静が強いられたり、疾患のために運動強度が著しく下がってしまいます（運動ができなくなってしまう）。そのため、下肢の血管に血栓が生じたり、その血栓が肺へ飛んだりして最悪の場合、死亡リスクもある病気（深部静脈血栓症や肺動脈血栓塞栓症）を発症する可能性があるのです。

私へも今まで、この「静脈血栓症をどうコントロールするか？」で、整形外科医から相談されることがしばしばあったのでした。結果、ハイリスク症例の整形外科手術に立ち会ったり、助手を務めたりする経験を多数させていただいておりました。

当然、年間1000例以上の整形外科手術を執刀されている三輪先生ですから、その症例の中にはかなりの割合で、85歳を超える超高齢者や、合併症が多いため他院では整形外科手術を断られた症例も含まれています。さらには、他院で整形外科手術を受けたものの症状が取れなかったとか、心臓手術か心臓カテーテル治療後で抗凝固剤（血液をサラサラにする薬）を内服している方たちもいらっしゃいます。

三輪先生が患者さんに対して、「痛みを取ってあげたい！」「歩けるようにしてあげたい！」「しびれやマヒをはじめとする苦痛を取ってあげたい！」とお考えになる情熱は凄まじいもので、「どうにかこのハイリスクの患者さんの希望を叶えてあげられないか？」と、私もしばしば相談を受けます。

そこで私自身も何とか安全に整形外科手術を行えるように四苦八苦するのですが、ここ宇都宮記念病院で、かなりのハイリスク症例に対しても整形外科治療を可能にしている要因に、特に永尾麻酔科部長率いる麻酔科のレベルの高さがあるとも感じています。

当院の常勤麻酔科医は4名おられますが、4名ともが心臓麻酔をかけられるほどの腕前で、心肺機能が悪く他院では断わられてしまいそうな症例も、数々の麻酔テクニックを駆使して外科治療を成立させてくれます。本当に心強い麻酔科チームだと感じています。

三輪先生の整形外科の手術チームは、この力強い麻酔科に支えられながら、確立された術式で、極力ムダな動きを省き、通常の半分程度の手術時間で、腰、ひざ、股関節の手術を終わらせてしまいます。しかし、決して急いでいるわけではないのです。三輪先生の動きにムダがないことはもちろん、百戦錬磨の経験から危うい局面を見事に回避し、通常の結果へ導いてしまいます。


私は、三輪先生の手術にしばしば立ち会わせていただいているうちに「これ、どこかで見たことがあるような手術だな……?」と感じました。そして、ブラジルにいる天才外科医、ランダス・バチスタ医師の心臓手術に酷似していると思い当たったのです。

バチスタ医師を天才と呼ぶことに異論を唱える心臓外科医は世界広しと言えども、なかなかいないと思います。私は30歳の時から約2年、そのバチスタ医師の下で、心臓外科手術の基本やバチスタ手術（左室形成術）を学びました。

バチスタ医師も、周りのスタッフを鍛え上げ、一切のムダを省き、とんでもない短い手術時間と、とんでもない手術件数（やはり年間１０００例以上）を達成していました。

バチスタ医師に鍛えられた私は、帰国後、周囲からよく言われました。「氏家先生、ここはブラジルじゃないんですよ」と。ゆっくりダラダラやることがイコール丁寧にやることであるかのように忠告され、しばしば落胆したのを覚えています。

その後、私はフランスのパリや、スロベニアのリュブリアーナへ渡るわけですが、帰国後は同様に「氏家先生、ここはパリじゃないんですよ」「ここはスロベニアじゃないんですよ」と言われ、いつしか日本に馴染むため、丁寧さとスピードを共に追求する心臓手術をあきらめかけていた自分に気づかされました。

三輪先生の丁寧に早く手術を終わらせるための自己鍛錬、手術室スタッフのトレーニングへのあくなき追求に心から敬意を表します。

私が、これまでの病院でストップをかけてきたような合併症を抱える重症整形外科症例でも、宇都宮記念病院ではゴーサインを出すことがしばしばあります。それは、三輪先生の丁寧かつ繊細で、とんでもない短時間で終わる手術により、究極に低侵襲化した整形外科手術が実現されているからであることは間違いありません。

そして、その手術を支える、三輪先生が鍛えた手術スタッフと、高い技術を持った麻酔科が当院にはあるからこそ、ゴーサインが出せるのだと思います。もちろん、そういった症例には私も手術に立ち会わせていただいております。

そして現在、三輪先生の下で素敵なお弟子さんが2名、勉強されています。一人は大学の後輩、もう一人は中国出身のインテリ外国人外科医です。三輪先生の運営される整形外科は、まったくもってインターナショナルな治療科です。外国籍の患者さんもしばしば手術治療を打診しに来院されます。まるで私がブラジルやフランス、スロベニアといった国で外国人外科医をしていた頃を思い出します。

病棟ナースの間での三輪先生のニックネームは「マグロ」。止まってしまうとマグロは死んでしまうそうです。

どうか三輪先生、お体を壊さぬよう、これからも止まらず泳ぎ続けてください。

宇都宮記念病院整形外科 腰・膝・股関節センター
http://seikeigeka.nakayamakai.com/

三輪道生ホームページ
http://drmiwa.net/

「ザ ドクターズ」ひざ・腰・股関節のスペシャリスト（動画）
http://the-doctors.jp/products/168/

「ヒポクラテスの誓い」魂を込めた関節手術（動画）
https://jp.sunstar.com/hippocraticoath/archive/detail_009.html

三輪　道生（みわ　みちお）

整形外科専門医。社会医療法人中山会 宇都宮記念病院副院長、整形外科科長、腰・膝・股関節センター長。１９６３年静岡県生まれ。御殿場小学校、御殿場中学校を経て、沼津東高校卒。防衛医科大学校を卒業後、同大整形外科入局、防衛医大大学病院、自衛隊中央病院にて研修。国立療養所村山病院（現・村山医療センター）、国立塩原温泉病院（現・栃木県立塩原温泉病院）勤務を経て、慶應義塾大学医学部整形外科に入局。２度の研修医経験を通じて腰、ひざ、股関節全般にわたる術式をマスターした。清水市立病院（現・静岡市立清水病院）整形外科医長、国立栃木病院（現・栃木医療センター）、燿生会病院副院長、同院長、理事長を経て、２０１０年より宇都宮記念病院副院長・整形外科科長に就任。２０１９年より現職。

本書についての
ご意見・ご感想はコチラ

腰ひざ股関節シンドローム

二〇二〇年八月二九日　第一刷発行
二〇二〇年九月　九日　第二刷発行

著　者　三輪道生
発行人　久保田貴幸
発行元　株式会社　幻冬舎メディアコンサルティング
〒一五一-〇〇五一　東京都渋谷区千駄ヶ谷四-九-七
電話　〇三-五四一一-六四四〇（編集）
発売元　株式会社　幻冬舎
〒一五一-〇〇五一　東京都渋谷区千駄ヶ谷四-九-七
電話　〇三-五四一一-六二二二（営業）
印刷・製本　シナノ書籍印刷株式会社
装　丁　株式会社　幻冬舎デザインプロ

検印廃止

Printed in Japan　ISBN978-4-344-92469-7　C0047
幻冬舎メディアコンサルティングHP　http://www.gentosha-mc.com/

定価はカバーに表示してあります。